林先生に聞く

学校給食のための食物アレルギー対応

林 典子 HAYASHI Noriko

健学社

まえがき

２０１３年12月に『月刊 食育フォーラム（健学社）』編集長の吉田賢一さんからお電話をいただき、「学校給食で食物アレルギー対応にご苦労されている栄養教諭・学校栄養職員、養護教諭の先生方にご活用いただけるような記事を作りたいんです」というお話をいただいたことが、この本のもとになる連載が始まったきっかけでした。私自身も食物アレルギー対応にお困りの方々のお力になることができれば、という思いがありましたが、当初ははたして私にそれができるのかかなり不安でした。実際にお会いして企画の詳細をお聞きすると、吉田さんからの質問にお答えするインタビュー形式で、さらに書いた原稿を二人でもう一度やりとりをして練り上げていくということでしたのでお引き受けさせていただくことになりました。

私は、当時、独立行政法人国立病院機構相模原病院臨床研究センターの海老澤元宏先生のもとで小児科の食物アレルギー患者さんの栄養食事指導をさせていただいたり、食物経口負荷試験に立ち会わせていただく、という日々を過ごしていました。また、学校や保育所などの給食に携わる方々を対象とした食物アレルギーの研修をお引き受けすることも多くありました。その経験を踏まえて、栄養士の立場としてお答えできること、ということで吉田さんからのさまざまな質問にお答えさせていただきました。

連載の途中では、知り合いの栄養士さんから、「『食育』、楽しみにして読んでいます」というお声をいただくこともたびたびありました。教科書的なものとはまた異なり、手の届きやすい読み物として読んでくださっていることが伝わってきてうれしく思いましたし、そのたびに、「この連載企画は編集長の吉田さんの熱意の賜物なんですよ」とお答えしていました。今回、こうして一冊の本にまとめていただくにあたり、すべてを読み直してみますと、表現などを少し変えた方がよいところが出てきました。そのため、連載当時の原稿から内容が変わっているところが一部ありますのでご了承いただければと思います。

たとえば、「部分除去」「部分解除」という用語を連載当時は使用しておりましたが、２０１６年に発行された『食物アレルギー診療ガイドライン２０１６』（監修・海老澤元宏／伊藤浩明／藤澤隆夫）や、このたび発行されました『厚生労働科学研究班による食物アレルギーの栄養指導の手引き２０１７』（研究代表者・海老澤元宏）では、「部分除去」「部分解除」という言葉は使用されておりません。この表現は曖昧《あいまい》で誤解を招きやすいためです。そこでこの用語は本書でも使わず、「個人の摂取可能量に応じた対応」など別の表現をしております。

本書は吉田さんの企画なしにはできなかったと思っておりますが、連載の意義にご理解を示していただき支えていただいた健学社前社長の故・細井健司氏、また単行本化にあたりましては、現社長の細井裕美氏に大変お世話になりましたことをこの場をお借りして心より感謝申し上げます。そして、食物アレルギー専門の栄養士として私を育ててくださいました独立行政法人国立病院機構相模原病院臨床研究センターアレルギー性疾患研究部長の海老澤元宏先生、同小児科の先生方、同臨床研究センターの先生方にもこの場をお借りして深謝申し上げます。

本書を読んでいただくことで、集団給食で食物アレルギー対応をされている方々の疑問が少しでも解消できていましたら幸いです。また、食物アレルギーがあることによって、日々の食生活でご苦労されているお子さんたちが、楽しく安全に笑顔で給食の時間を過ごすことができますように、と心より願っております。

2018年1月

学校法人ソニー学園 湘北短期大学生活プロデュース学科講師
独立行政法人 国立病院機構相模原病院臨床研究センター特別研究員
林　典子

もくじ

食物アレルギーのおもな原因食物について

もくじ

実務・管理面での注意点

学校給食における食物アレルギー対応

第1章
必要最小限の除去と給食での対応

学校給食での食物アレルギー対応のために

―これから林典子先生に、学校給食現場での食物アレルギー対応の進め方、その注意点などのお話をお聞きしていきたいと思います。林先生は長年、国立病院機構相模原病院 臨床研究センターアレルギー疾患研究部で管理栄養士として食物アレルギーのある子どもたちや保護者のケア、また食事指導に携わっていらっしゃいました。どうぞよろしくお願いいたします。

よろしくお願いします。子どもたちのために毎日おいしい給食を作ってくださっている栄養教諭や学校栄養職員の先生、そして調理員のみなさんを、今、悩ませているものの１つに「食物アレルギー対応」があるのではないかと思います。「食物アレルギーのある子どもたちにもほかのみんなと同じようにおいしく食べさせてあげたい」と思う一方で、「食物アレルギーの対応をするための情報が少ない」「どのように対応するのがベストなのかわからない」「１人で悩んでいて誰にも相談できない」と感じている方も多いのではないでしょうか。

—そうですね。２０１２(平成24)年12月に東京都調布市で起きた学校給食が原因とみられる死亡事故以来、学校での安全な食物アレルギー対応に力が注がれています。つい10数年ほど前まで学校での食物アレルギー対応については指針もなく、個々にお願いをして対応を呼びかけていくような雰囲気でした。しかし、そんな中でも２００８(平成20)年には(公財)日本学校保健会から『学校のアレルギー疾患に対する取り組みガイドライン』がまとめられ、「学校生活管理指導表(アレルギー疾患用)」が出されています。さらに文部科学省『食に関する指導の手引』でも個別指導の大切な核として取り上げられたこともあり、食物アレルギー対応は徐々に学校現場に広がりつつありました。でも、その最中に痛ましい死亡事故が起きてしまいました。

この事故を契機に、２０１３(平成25)年、文部科学省内に「学校給食における食物アレルギー対応に関する調査研究協力者会議」(以下、「協力者会議」)が設置され、翌年3月に最終報告がまとめられました。その報告を踏まえ、２０１５(平成27)年3月に文部科学省から『学校給食における食物アレルギー対応指針』が出されています。

個別対応の限界

—死亡事故の発生前に話を戻しますと、当時、学校の食育では「個に応じたきめ細かな指導」を理

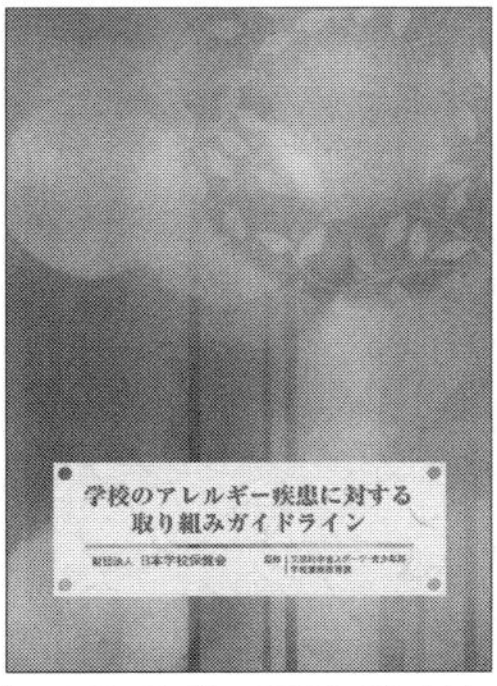

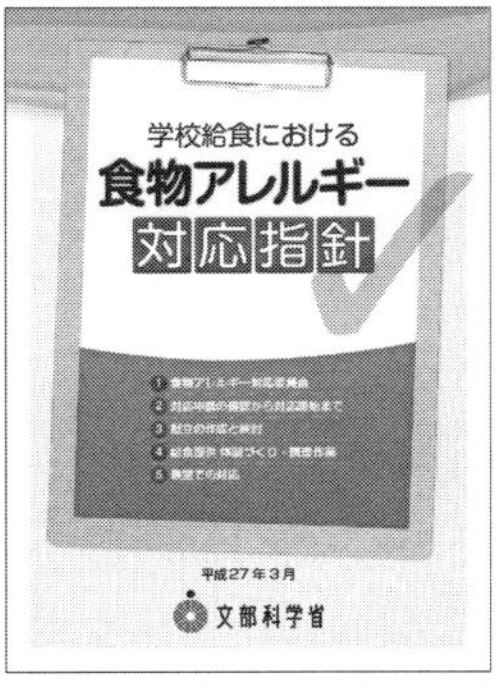

(公財)日本学校保健会『学校のアレルギー疾患に関する取り組みガイドライン』(2008, 写真右)、文部科学省『学校給食における食物アレルギー対応指針』(2015)

学校給食、食品、食物アレルギー関連のおもな出来事

1946（昭21）	諸外国の援助により学校給食再開
1950（昭30）	食物アレルギーをアレルギー疾患として臨床的に確認
1954（昭29）	学校給食法制定（教育の一環としての学校給食）
1964（昭39）	給食に牛乳（生乳）の本格供給
1966（昭41）	石坂公成・照子博士、アレルギーの原因物質 IgE を発見
1976（昭51）	政府による米飯給食への助成（～1999）
1984（昭59）	アメリカ・アレルギー免疫学会、食物アレルギーを定義，グリコ・森永事件（食品会社への連続脅迫事件）
1988（昭63）	北海道で給食（そば）による食物アレルギー死亡事故
1995（平7）	阪神・淡路大震災，地下鉄サリン事件，食管法廃止
1996（平8）	学校給食で O157 による集団食中毒が多発し、死者も出る
1997（平9）	学校給食衛生管理基準の制定（衛生管理の徹底）
1998（平10）	学校栄養職員による「食に関する指導」が始まる
2000（平12）	雪印乳業大阪工場で集団食中毒事件，米飯給食（政府米）への助成廃止で、地場産米の給食利用が急拡大（地産地消給食の隆盛へ）
2001（平13）	アレルゲンとなる5品目（のち7品目）を特定原材料として表示義務化。19品目（のち20品目）を準特定原材料として表示を推奨，日本でBSE牛発見。食用牛に全頭検査導入
2002（平14）	雪印食品関西ミートセンターによる牛肉偽装事件
2004（平16）	文科省，児童・生徒のアレルギー疾患についての初の全国実態調査
2005（平17）	食育基本法制定，栄養教諭制度誕生，厚労省研究班『食物アレルギー診療の手引き』（のち、2008，2011，2014に改訂）、日本小児アレルギー学会食物アレルギー委員会『食物アレルギー診断ガイドライン』（のち、2012，2016に改訂）
2007（平19）	文科省『食に関する指導の手引』（のち、2010に改訂）
2008（平20）	（財）日本学校保健会『学校のアレルギー疾患に対する取り組みガイドライン』と「学校生活管理指導表（アレルギー疾患用）」を発表，学習指導要領に「食育の推進」が明記，厚労省研究班『食物アレルギー栄養指導の手引き2008』（のち、2011，2017に改訂）
2011（平23）	厚労省『保育所における食物アレルギー対応ガイドライン』，東日本大震災，福島第一原発事故
2012（平24）	東京都で給食（乳）が原因とみられる食物アレルギー死亡事故
2014（平26）	アレルギー疾患対策基本法成立
2015（平27）	文科省『学校給食における食物アレルギー対応指針』
2017（平29）	厚労省『アレルギー疾患対策の推進に関する基本的な指針』

参考文献：柴田瑠美子（2007）「食物アレルギーの歴史、定義、分類（専門医のためのアレルギー学講座 第1回 食物アレルギー）」，『アレルギー』Vol. 56，No.1 pp. 4-9
学校給食を考える会（2014）「学校給食と政策、パン給食・米飯給食はどのようにはじまったのか？」，『学校給食ニュース』，vol.158

想に掲げていたこともあり、給食での食物アレルギー対応でもできるだけ個に合わせた対応をするのがよいといった受け止め方があったように思います。しかし事故後、そうした対応、とりわけ「部分解除」(アレルギーの原因食物について症状が出ない量までは喫食を可とする対応。現在は用語として使用しない)が、学校給食においては大きな事故リスクになりうるという指摘が専門医師からあり、突然、それまでと真逆のようなことを言われて当惑された学校現場の先生方も多かったようでした。

はい。個別に対応をすることは理想的なことですが、実際には食物アレルギーの個別対応を難しくしている理由がいくつかあります。まずは個人によって原因食物が異なるということです。鶏卵のアレルギーのお子さんもいれば、牛乳、小麦、そば、えびなどさまざまな食物が原因で症状が出てしまうお子さんがいます。また、原因食物を摂取したときに出る症状やその重症度も個人によって異なります。同じ鶏卵(卵)アレルギーのお子さんでも、Aさんはおなかが痛くなる(消化器症状が出る)、Bさんはじんましんが出る(皮膚症状が出る)、Cさんはアナフィラキシーを起こしてしまう(全身症状が出る)というように原因食物による症状の予測はできません。さらに、どれくらい食べると症状が出るのかというのも個人によって異なります。つまり、牛乳1滴でもアナフィラキシーを起こしてしまうような重症なお子さんもいますし、牛乳を20mℓ程度は飲んでもまったく問題ないが、200mℓ飲むとじんましんが出るというお子さんもいるということです。

――2008(平成20)年に『学校生活管理指導表』が出た頃、学校の栄養士の先生方にその使い勝手について尋ねたことがあります。その中では「症状の度合いの細かな把握が管理指導表だけでは十分にできないから」と、独自の書式を作って対応されていた地域もありました。

そのような動きをされているところもありましたね。ただ、そうした独自様式を設け、とくに個人の摂取状況に合わせた対応を念頭に食物アレルギー対応を進める問題点やリスクについては、後ほど詳しく説明したいと思います。

「必要最小限の食物除去」の原則と「食物経口負荷試験」

そもそも食物アレルギーという病気はとても複雑で、それが食物アレルギーの診療を非常に難しくしていると思います。さらに適切に食物アレルギーの診療を受けることができていない患者さんも少なくないといった背景もあります。最近では、食物アレルギーの診療の基本はアレルギー専門の医師のもとで「食物経口負荷試験」を受け、「実際に症状が出るものだけを除去し、症状の出ないものは食べる」という〝必要最小限の食物除去〟の指導を受けることが勧められています。またそのような適切な診療を受けることができる患者さんも増えてきていると思います。

――食物アレルギーの診断は、「血液検査」の結果からスタートするものではないのですか?

はい。とても大切なことなのでくり返します。食物アレルギーを血液検査（IgE抗体検査）の結果だけで診断することは勧められていません。過去には、学校や保育所で食物アレルギー対応をするために血液検査の結果の提出を義務づけているところも見られました。しかし、血液検査の結果だけでは食物アレルギーかどうか（食べて本当に症状が出るかどうか）はわかりません。学校給食で食物アレルギー対応をするためには、食物経口負荷試験の結果などによる適切な診断に基づいた『学校生活管理指導表』の提出が必須です。この『学校生活管理指導表』についても、後ほどお話しします。

さて、食物アレルギーには複雑な背景があったとしても、いま目の前にいる食物アレルギーのあるお子さんたちが毎日元気に過ごすことができるように、安全でおいしい給食を提供していくことが栄養教諭・学校栄養職員の先生、そして調理員の方々には求められています。もちろん理想としては、食物アレルギーのお子さん一人ひとりに合わせてきめ細やかに対応できるとよいのでしょうが、学校給食など大量調理を行う現場では、実際に個別の対応をしていくと非常に煩雑になり、誤食の事故発生リスクも上がってしまいます。

――大きなジレンマです。

学校給食での食物アレルギーの対応について最も大切なことは安全に給食を提供することです。ですから対応の基本は、『学校のアレルギー疾患に対する取り組みガイドライン』、さらに『学校給食における食物アレルギー対応指針』でも「提供するか・しないかの2極化にすること」とされています。

―「提供するか・しないか」という対応について、もう少し詳しく教えていただけませんか。

食物アレルギーの患者さんは、食物経口負荷試験を定期的に受けて、食べられる量を確認し、「この程度の量までなら食べてもよい」という摂取可能量の指示が医師から出されるのですが、摂取可能量まで食べるのは自宅での食事でだけ、ということになります。この段階では「自宅でここまでは食べてみましょう」と医師から指示されている量を超えた量を摂取すると症状が出るかもしれないという不安定な状況です。ですから学校給食でも自宅と同様の対応をしてしまうと、誤食だけでなく、思わぬ症状が発生するリスクも上がってしまいます。食物アレルギーの解除の流れについては左ページの下図に示しています。もし個々の状況に合わせた摂取可能量までの提供を給食でされるのであれば、各原因食物のアレルゲン性（アレルギーを起こす強さ）やその変化について、関係者が十分に理解してから行う必要があります。

摂取可能量までの提供は、あまり規模の大きくない保育園などで、食物アレルギーのお子さんの人数が少ないときなどに可能な場合もあると思います。しかし、食物アレルギーのお子さんは年々増加傾向にありますし、スタッフの数も限られています。まずは安全に給食を提供することを最優先にしていただければと思います。

―保育園などの乳幼児期と小中学校の学童期での食物アレルギー対応での違いで、とくに気をつけておくべきことはありますか？

食物アレルギーのあるお子さんは、学童期では100人に1～2人の食物アレルギーのお子さんがいるといわれています。食物アレルギーは多くが乳児期に発症し、その頃は10人に1人くらいの患者さんがいるといわれていますが*1、成長に伴って食物アレルギーが治る方が多いため学童期ではその数は少なくなってきます。

ただし、食物アレルギーの診療を適切に受けられていない場合は、小学校に入る頃でも不必要に多数の食物を除去している方も見受けられます。学校教職員の立場で医師の診療に対して介入することは難しいと思いますが、もし適切に診断を受けることができていないケースが見られた場合には、適切な診療を受けられるように保護者の方々に働きかけていただけることをぜひお願いできれば、と思います。

図1 食物アレルギーの診断から解除の流れ

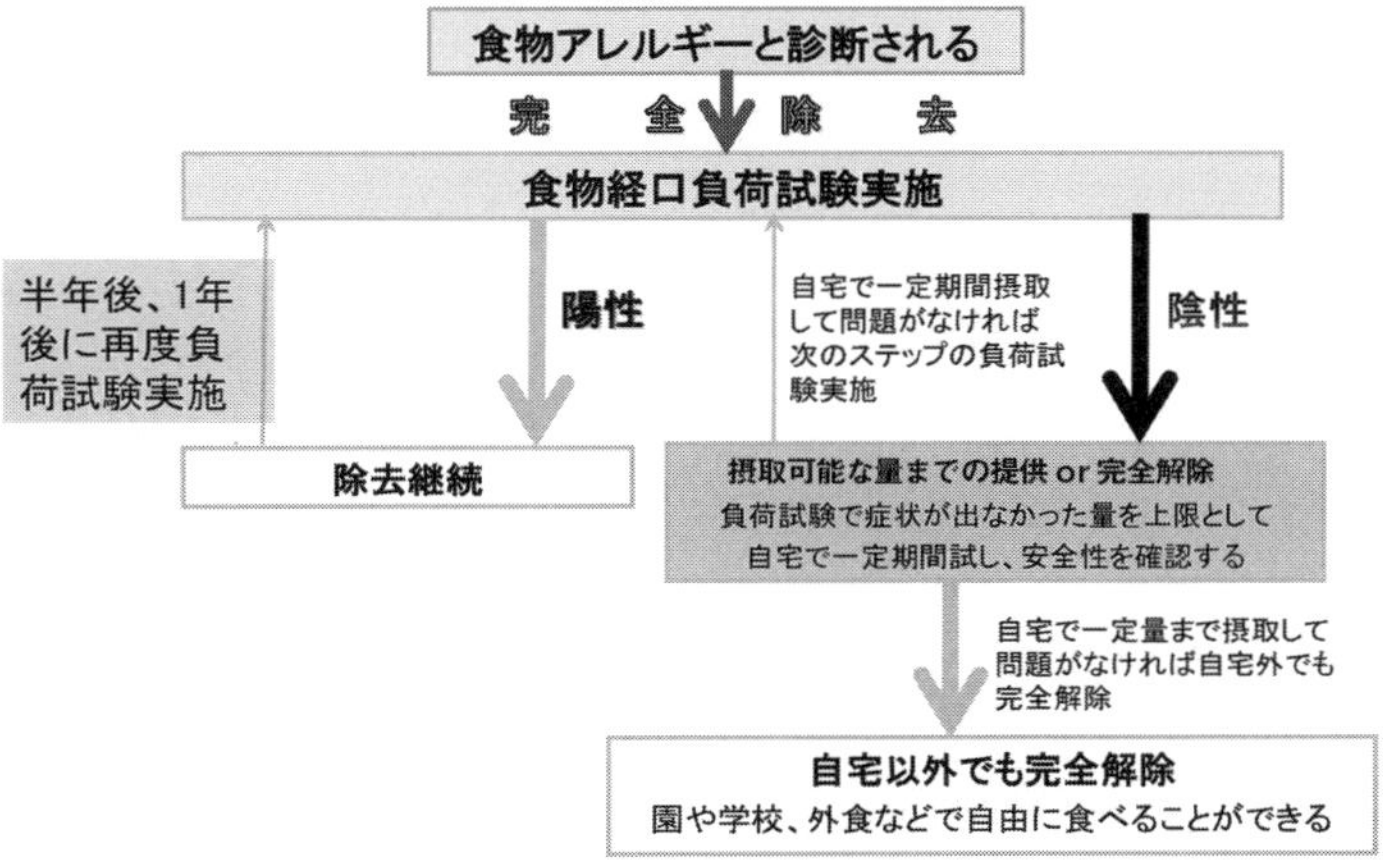

『食物アレルギー栄養指導の手引き 2011』より

この章のまとめ

＊学校給食では文部科学省『学校給食における食物アレルギー対応指針』に基づき「提供するか・しないか」の二極化の対応が基本。

＊そのためには、医師の診断に基づく『学校生活管理指導表』の提出が必須対応。食物経口負荷試験の結果などによる適切な診断に基づく対応が望まれる。

＊１厚生労働科学研究班（2014）『食物アレルギー診療の手引き 2014』

第2章　学校生活管理指導表の見方

『学校生活管理指導表』とは

―この章では、『学校生活管理指導表（アレルギー疾患用）』（以下、『管理指導表』）の読み取り方を中心にお話を伺いたいと思います。

前章のまとめにもありましたように、学校給食での適切な食物アレルギー対応のためには、医師の診断に基づく『管理指導表』を必ず提出してもらう必要があります。従来から「学校給食での食物アレルギー対応のためには医師の診断書が必要である」とされてはいましたが、医師からの診断書の様式がさまざまであることで給食現場が混乱し、誤食事故の原因にもなりかねないようなこともありました。

―文部科学省が、２０１４（平成26）年夏に行った調査では、単に保護者側からの申し出だけで食物アレルギー対応が実施されていたケースもあったようですね。２０１２年12月東京都調布市で起きた食物アレルギーによる死亡事故を受け、文部科学省は調査研究協力者会議（以下、「協力者会議」）

を設置しました。そこでの報告書の提出を受け、文部科学省では「今後の学校給食における食物アレルギー対応について」という通知を各都道府県知事と教育長宛に出しています。とくに「学校における食物アレルギー対応の体制整備」では、学校における食物アレルギー対応の体制整備の3つの柱として

①学校での管理を求めるアレルギーの児童・生徒に対しては、『ガイドライン』（『学校のアレルギー疾患に対する取り組みガイドライン』）に基づき、学校生活管理指導表の提出を必須にするという前提のもと、管理職を中心に、校内の施設整備や人員配置を踏まえ、具体的なアレルギー対応について一定の方針を定めること。

②校内のアレルギー対応に当たっては、特定の職員に任せずに、校内委員会を設けて組織的に対応すること。

③給食提供においては、安全性を最優先とすること

をあげました。これは現行の『学校における食物アレルギー対応指針』でも基本のスタンスです。

とくに①の『「管理指導表』の提出を必須とする」とした点が重要ですね。報道等では「提出の義務化」と表現されていましたが、文部科学省が強制して行わせているわけではありませんので、「義務」という言い方はあまり正確でないようです。ただし、管理指導表の提出が強力に推進されることに変

わりありません。

『学校生活管理指導表』の見方

2008（平成20）年に（公財）日本学校保健会から『学校のアレルギー疾患に対する取り組みガイドライン』（下図）が発表されました。このガイドラインには『学校生活管理指導表（管理指導表）』も付いていて、コピーして利用できるようになっています。

すでにご覧になっていると思いますが、とても大事なことですので、実際に給食でのアレルギー対応に取り組む場合には、どのような点に留意しながら、この『管理指導表』を読み取り、また保護者の方々にどのようなことを確認していけばよいのか、などについてもう一度確認していきましょう。

――はい。

裏　学校生活管理指導表（アレルギー疾患用）

名前＿＿＿＿＿＿　男・女　平成＿＿年＿＿月＿＿日生（＿＿歳）　＿＿＿＿＿＿学校＿＿年＿＿組　提出日 平成＿＿年＿＿月＿＿日

	病型・治療	学校生活上の留意点	
食物アレルギー（あり・なし） アナフィラキシー（あり・なし）	A．食物アレルギー病型（食物アレルギーありの場合のみ記載） 1．即時型 2．口腔アレルギー症候群 3．食物依存性運動誘発アナフィラキシー B．アナフィラキシー病型（アナフィラキシーの既往ありの場合のみ記載） 1．食物（原因　） 2．食物依存性運動誘発アナフィラキシー 3．運動誘発アナフィラキシー 4．昆虫 5．医薬品 6．その他（　） C．原因食物・診断根拠　該当する食品の番号に○をし、かつ《　》内に診断根拠を記載 1．鶏卵《　》 2．牛乳・乳製品《　》 3．小麦《　》 4．ソバ《　》 5．ピーナッツ《　》 6．種実類・木の実類《　》（　） 7．甲殻類（エビ・カニ）《　》 8．果物類《　》（　） 9．魚類《　》（　） 10．肉類《　》（　） 11．その他1《　》（　） 12．その他2《　》（　） ［診断根拠］該当するもの全てを《　》内に記載 ①明らかな症状の既往 ②食物負荷試験陽性 ③IgE抗体等検査結果陽性 D．緊急時に備えた処方薬 1．内服薬（抗ヒスタミン薬、ステロイド薬） 2．アドレナリン自己注射薬（「エピペン®」） 3．その他（　）	A．給食 1．管理不要 2．保護者と相談し決定 B．食物・食材を扱う授業・活動 1．配慮不要 2．保護者と相談し決定 C．運動（体育・部活動等） 1．管理不要 2．保護者と相談し決定 D．宿泊を伴う校外活動 1．配慮不要 2．食事やイベントの際に配慮が必要 E．その他の配慮・管理事項（自由記載）	【緊急時連絡先】 ★保護者 電話： ★連絡医療機関 医療機関名： 電話： 記載日　年　月　日 医師名　㊞ 医療機関名
アレルギー性鼻炎（あり・なし）	A．病型 1．通年性アレルギー性鼻炎 2．季節性アレルギー性鼻炎（花粉症） 主な症状の時期：春、夏、秋、冬 B．治療 1．抗ヒスタミン薬・抗アレルギー薬（内服） 2．鼻噴霧用ステロイド薬 3．その他（　）	A．屋外活動 1．管理不要 2．保護者と相談し決定 B．その他の配慮・管理事項（自由記載）	記載日　年　月　日 医師名　㊞ 医療機関名

㈶日本学校保健会 作成

●学校における日常の取り組み及び緊急時の対応に活用するため、本表に記載された内容を教職員全員で共有することに同意しますか。
1．同意する
2．同意しない　保護者署名：

『学校生活管理指導表（アレルギー疾患用）』裏面。※公益財団法人 日本学校保健会 HP（http://www.gakkohoken.jp/book/bo0002.html）よりダウンロード可。

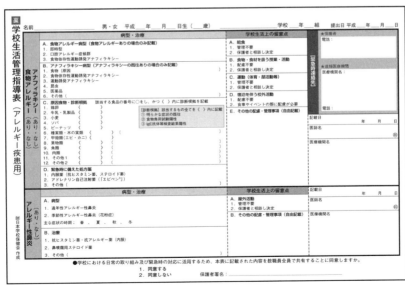

学校生活管理指導表（アレルギー疾患用）

名前＿＿＿＿＿＿＿＿＿＿ 男・女 平成＿年＿月＿日生（＿歳）＿＿＿＿

	病型・治療	学校生活
食物アレルギー（あり・なし） アナフィラキシー（あり・なし）	A．食物アレルギー病型（食物アレルギーありの場合のみ記載） 1．即時型 2．口腔アレルギー症候群 3．食物依存性運動誘発アナフィラキシー	A．給食 1．管理不要 2．保護者と相談
	B．アナフィラキシー病型（アナフィラキシーの既往ありの場合のみ記載） 1．食物（原因 ） 2．食物依存性運動誘発アナフィラキシー 3．運動誘発アナフィラキシー 4．昆虫 5．医薬品 6．その他（ ）	B．食物・食材を 1．配慮不要 2．保護者と相談 C．運動（体育・ 1．管理不要 2．保護者と相談
	C．原因食物・診断根拠　該当する食品の番号に○をし、かつ《 》内に診断根拠を記載 1．鶏卵 《 》 2．牛乳・乳製品 《 》 3．小麦 《 》 4．ソバ 《 》 5．ピーナッツ 《 》 6．種実類・木の実類 《 》（ ） 7．甲殻類（エビ・カニ）《 》 8．果物類 《 》（ ） 9．魚類 《 》（ ） 10．肉類 《 》（ ） 11．その他1 《 》（ ） 12．その他2 《 》（ ） ［診断根拠］該当するもの全てを《 》内に記載 ① 明らかな症状の既往 ② 食物負荷試験陽性 ③ IgE抗体等検査結果陽性	D．宿泊を伴う校 1．配慮不要 2．食事やイベン E．その他の配慮・
	D．緊急時に備えた処方薬 1．内服薬（抗ヒスタミン薬、ステロイド薬）	

『学校生活管理指導表（アレルギー疾患用）』裏面より

まず『管理指導表』左側の「アナフィラキシー（あり・なし）」欄（上図）について説明します。学校給食のアレルギー対応の基本は「提供するか・しないかの二極化」です。患者さんの重症度の把握をすることが、給食対応にどう関係するのだろうと思われる方もいらっしゃるかもしれません。またプライバシーの問題もあります。しかし、ごく微量の原因食物の摂取でもアナフィラキシーを起こしてしまうようなお子さんがいる場合には、調理場の設備、人員体制、配膳方法など各所で厳しい制約を設けて安全に給食が提供できるように、誤食事故防止に取り組む必要があると思います。

ここでアナフィラキシーが「あり」と記載されている場合、給食対応は慎重に計画し、進められるべきです。そして次に何が原因でアナフィラキシーを起こしたのかを見ていきます。それが「B．アナフィラキシー病型」です。この欄に書かれた原因食物は必ず確認します。

——はい。

ただし、この『管理指導表』の記載だけでは、アナフィラキシーの原因となる食物はわかっても、どの程度の量を摂取した場合にアナフィラキシーを起こしてしまうのかはわかりません。したがって保護者との面談を行う際には、具体的に「いつ」「何を」「どれくらい食べて」「どのような症状が出た」ことがあるのかを聞き取っておく必要があります。たとえば牛乳アレルギーで、牛乳を飲んでアナフィラキシーを起こしたことが記載されている場合には、牛乳数mℓ程度の摂取でアナフィラキシーを起こしたのか、あるいは牛乳数mℓ程度の摂取は問題ないが数十mℓ摂取したときにアナフィラキシーを起こしたのか、といった具体的な状況を確認しておく必要があるということです。

—なるほど。

次に「C．原因食物：診断根拠」（次ページ上図）について見ます。くり返しになりますが、給食でのアレルギー対応は「提供するか・しないかの二極化」です。ですから、各原因食物について摂取可能量まで提供するといった指示は、この『管理指導表』上ではしないことを前提とした書式になっています。

—そういうことだったのですか…。注意しないといけませんね。

各原因食物の後の《　》には、診断に至った理由を右の「診断根拠」の①～③より選んで記載す

アナフィラキシー（あり・なし） 食物アレルギー（あり・なし）	
	B．アナフィラキシー病型（アナフィラキシーの既往ありの場合のみ記載） 1．食物（原因　　　　　　　　　　　　　　　　　　　） 2．食物依存性運動誘発アナフィラキシー 3．運動誘発アナフィラキシー 4．昆虫 5．医薬品 6．その他（　　　　　　　　　　　　　　　　　　　）
	C．原因食物・診断根拠　該当する食品の番号に○をし、かつ《　》内に診断根拠を記載 1．鶏卵　《　　》 2．牛乳・乳製品　《　　》 3．小麦　《　　》 4．ソバ　《　　》 5．ピーナッツ　《　　》 6．種実類・木の実類　《　　》（　　　　） 7．甲殻類（エビ・カニ）《　　》 8．果物類　《　　》（　　　　） 9．魚類　《　　》（　　　　） 10．肉類　《　　》（　　　　） 11．その他1　《　　》（　　　　） 12．その他2　《　　》（　　　　） ［診断根拠］該当するもの全てを《　》内に記載 ① 明らかな症状の既往 ② 食物負荷試験陽性 ③ IgE抗体等検査結果陽性

『学校生活管理指導表（アレルギー疾患用）』裏面より

ることになっています。これは適切な食物アレルギーの診断を受けられているかどうかを確認する重要な材料にもなります。前章でも述べたように、学童期の食物アレルギーは、IgE抗体等検査結果（血液検査などの結果）が陽性であるだけで診断されることは基本的にありません。

たとえば複数の食物除去があり、そのすべての診断根拠が「③IgE抗体等検査結果陽性」だけである場合には、保護者との面談時に食物経口負荷試験を受けるように勧めていただくことも必要になると思います。ただ食物経口負荷試験はアレルギー専門医のいる施設でないと受けられませんので、かかりつけの医師にまずは相談するように促していただけるとよいのではないでしょうか。全国の食物経口負荷試験実施施設は食物アレルギー研究会Ｗｅｂサイト（http://www.foodallergy.jp）にも記載されています。本当に食物アレルギー対応が必要な子どもにマンパワーを集中させることができれば、学校教職員、給食現場のみなさんの負担の軽減にもつながると思います。

―食品で、症状の原因となる物質（アレルゲン）がごく少量

1. 管理不要		
2. 保護者と相談し決定		
D. 除去食品で摂取不可能なもの		
病型・治療のCで除去の際に摂取不可能なものに○		**記載日**
1. 鶏卵:	卵殻カルシウム	
2. 牛乳・乳製品:	乳糖	**医師名**
3. 小麦:	醤油・酢・麦茶	
5. 大豆:	大豆油・醤油・味噌	
6. ゴマ:	ゴマ油	**医療機**
11. 魚類:	かつおだし・いりこだし	
12. 肉類:	エキス	
E. その他の配慮・管理事項		

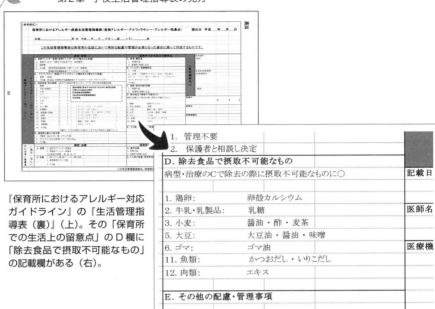

『保育所におけるアレルギー対応ガイドライン』の『生活管理指導表（裏）』（上）。その「保育所での生活上の留意点」のD欄に「除去食品で摂取不可能なもの」の記載欄がある（右）。

含まれるとされる調味料や油脂についての対応についてはどうでしょう？

　患者さんにとっても給食現場のみなさんにとってもメリットがある、という観点から、給食の調理でよく利用される調味料についてはできるだけ提供する流れになっています。２０１１（平成23）年に厚生労働省から出された『保育所におけるアレルギー対応ガイドライン』では、調味料の提供について触れられており、『保育所におけるアレルギー疾患生活管理指導表』には、その記載欄もあります。また現行の『学校における食物アレルギー対応指針』にもその記述（Ｐ19）がありますね。

　たとえば大豆アレルギーの患者さんは大豆油やしょうゆ、みその除去はほぼ必要はありません。しかし、もし主治医が除去を必要とするなら、「除去食品で摂取不可能なもの」として大豆油、しょうゆなどに○をつけるようになっています。『学校における食物アレルギー対応指針』もこの保育所のガイドラインと同様の考え方で書かれています。

――この「除去食品で摂取不可能なもの」という表現は、初めて見たときはなかなかその意味がわかりにくかったのですが、そういうことなのですね。

給食でのアレルギー対応の基本は「提供するか・しないかの二極化」ではありますが、この調味料や油脂、だしのようにアレルゲン性（アレルギー症状を引き起こす強さ）が著しく低くなっていると考えられるものは例外となっています。

もう1つ、鶏卵についてもイレギュラーに考えることができると思います。鶏卵（卵）アレルギーの患者さんは非常に多くいらっしゃいます。鶏卵（卵）アレルギーのお子さんには、非加熱卵は除去しなければならないが、加熱卵は摂取しても問題ない方も相当数いらっしゃいます。そこで鶏卵については、「提供しない」「加熱卵のみ提供」「非加熱卵も含めて提供」というように3段階に分けて対応することが、患者さんにとっても給食現場の皆さんにとってもメリットがあるケースも考えられます。鶏卵のアレルゲン性については、次章で説明しますが、3段階に分けて対応を進める場合には、鶏卵の加熱によるアレルゲン性の変化について把握し、給食献立のどの料理、どの加工食品がそれぞれ加熱卵、非加熱卵に分類されるのかを明確にしておき、保護者と共有しておくことが求められます。

『管理指導表』の提出頻度について

―ところでこの『管理指導表』ですが、たとえば入学時に一度提出し、症状がとくに変わらない場合、進級時には新たな提出は求めず、そのまま対応を継続してもよいのでしょうか？

いいえ、『管理指導表』は1年に1回（毎年）の提出が求められています。食物アレルギーは、年齢が上がるにつれて症状が緩和したり、治ったりしていくことが多いため、定期的に食物経口負荷試験を受けるなど適切な診断を受け、摂取可能量の確認をすることが、子ども自身の生活の質（QOL）の向上にもつながります。学童期には年に1回程度は食物経口負荷試験を受けることがすすめられていますので学校では年度初めなど、1年ごとに『管理指導表』を提出してもらうことがスタンダードな対応とされます。

よく「食物経口負荷試験は、どれくらいの期間を空けて受けるのが望ましいのですか？」といったご質問を受けますが、一般的に幼児期は半年ごと、学童期に上がると1年ごとが目安とされています。これは、幼児期は成長に伴って食物アレルギーが治っていく方が多いのですが、学童期になると幼児期と比べて食物アレルギーが治りにくくなってくるためです。もちろん個人の重症度などによって、食物経口負荷試験を受けるタイミングは異なりますので、実際には医師に相談して食物経口負荷試験を受けていただくことになります。また、学校での配慮が必要な新しいアレルギーを発症した場合は、随時『管理指導表』を提出していただくことが必要です。学童期に新規発症が多くみられる原因食物としては、果物、甲殻類などがあります。

この章のまとめ

＊学校での食物アレルギー対応では『学校生活管理指導表（アレルギー疾患用）』（『管理指導表』）の提出が必須となった。

＊『管理指導表』にはその読み取り方がある。とくに「C. 原因食物：診断根拠」の情報は、子どもが適切な診察を受けたうえでの申請かを判断するための重要な手がかりとなる。

＊学校での食物アレルギー対応では「提供するか・しないか」の「二極化」が原則のため、『管理指導表』上には、どの程度の量を摂取した場合にアナフィラキシーを起こすのかについて記載する場所はない。しかし具体的な対応を考えていくうえで、こうした情報はとても重要。保護者と面談を行う際には、「何を」「どれくらい食べて」「どのような症状が出た」のかをきちんと聞き取って記録する。

＊アレルゲン性（アレルギー症状を引き起こす強さ）が著しく低くなっていると考えられる調味料や油脂、だしなどについては「二極化」の例外がある。また鶏卵のように、場合によっては3段階に分けて対応するのが、提供する学校や食べる子どもにとってメリットになりうるケースもある。

＊学校での配慮が必要な新しいアレルギーを発症した場合は、随時『管理指導表』を新たに提出してもらうことが必要。

食物アレルギーのおもな原因食物について

第3章 鶏卵（卵）アレルギーへの対応

鶏卵のおもなアレルゲンとその特徴

—この章から代表的なそれぞれのアレルゲンとなる食品についてお話を伺っていきたいと思います。まずはじめは、子どもの食物アレルギーの原因食物でトップを占める鶏卵についてです。鶏卵（卵）アレルギーと診断されている場合には何を除去するべきなのか、また食事を提供する際にはどのようなことに注意すればよいかを中心にまとめていきたいと思います。

鶏卵は、ご存じのように卵黄と卵白で成り立っていますが、鶏卵（卵）アレルギー患者さんのほとんどが、卵白のたんぱく質が原因で症状が出ます。卵白の組成は約90％が水分であり、残りの約10％がたんぱく質です。卵白のたんぱく質の中で約60％がオボアルブミン、12～13％がオボトランスフェリン、11～14％がオボムコイド、8～9％がオボグロブリン、3.4～3.5％がリゾチーム、1.5～3.5％がオボムチンです[*1]。おもにアレルゲンとなるものは、オボムコイドとオボアルブミンであるといわれています[*2]。オボムコイドは加熱に強く変性しにくく、オボアルブミンは加熱により変性しやすい特徴があり、この特徴が鶏卵のアレルゲン性（アレルギー症状を引き起こす強さ）に関係しています。

―鶏卵のたんぱく質にもいろいろな種類があるのですね。加熱で変性しやすいもの、しにくいものがあるのことを知っておくことはとても大事ですね。「リゾチーム」は、よくかぜ薬のコマーシャルなどでも耳にする名前です。

食物アレルギーの診断は、「食物経口負荷試験」（実際に特定の食物アレルゲンを医師の監督のもとで摂取してみて症状が出るか、出ないかを確認する試験、以下、「負荷試験」）の結果に基づくものであることが基本です（第1章参照）。鶏卵（卵）アレルギーの患者さんのほとんどは、卵黄の摂取では症状が出ず、卵白の摂取をした場合に症状が出ることが多いため、鶏卵の負荷試験では加熱卵黄→加熱卵白→生卵の順に進めていくことが一般的です。

―そうなのですね。知りませんでした。

鶏卵の負荷試験では、まず加熱卵黄の摂取を試し、症状が出ないことが確認されたら、加熱卵白の摂取を試し、さらに症状が出ないことが確認できたら、生卵の摂取を試してみるというような流れになります。とくに卵白の摂取では強い症状が出ることがあるため、安全性を担保するために一度に大量の卵白（1／2個相当の卵白など）の負荷試験はせず、微量の卵白から負荷試験を行い、徐々に増量していきます。

―「卵」というとどうしても黄色のイメージがあります。しかし卵白が一番症状が出やすいものだとなると、シャーベットやメレンゲ、ホイップクリームなど、料理の心得や知識がないと鶏卵が中に入っていることがすぐには見抜けない食品や料理もありますね。心配です。

おっしゃるとおりです。ここでアレルギー症状を引き起こす強さであるアレルゲン性について考えてみましょう。食物アレルギーの原因となるものはたんぱく質ですので、たんぱく質の量が少ないほどアレルゲン性は弱く、たんぱく質の量が多いほどアレルゲン性が強い、と考えることができます。つまり「卵白２ｇよりも卵白20ｇの方がアレルゲン性が強い」ということです。一方、鶏卵のたんぱく質、とくにオボアルブミンは、加熱に弱く、加熱をすればするほどアレルゲン性が弱くなりますので、「加熱された鶏卵は生の鶏卵よりもアレルゲン性が弱い」ということになります。したがって、鶏卵のアレルゲン性は、たんぱく質の量だけでなく、加熱の有無によっても強いか弱いかを考えなければならず、ちょっと厄介です。

―そうですね。

また、一口に加熱といっても、70℃程度の低温加熱、２００℃くらいの高温加熱など温度の違いもありますし、また加熱時間が数分なのか数十分なのかといった違いもあります。「どれくらいのたんぱく質の量を、どれくらいの温度で、どれくらいの時間加熱したのか」によって鶏卵のアレルゲン性は大きく異なってきます。具体的な卵食品で考えてみましょう。たとえばマヨネーズに使用される鶏卵は、サルモネラ菌を死滅させるために60～70℃程度で加熱殺菌をされて製造されていますが、70℃では鶏卵のたんぱく質は加熱による変性は、ほぼ受けません。

とくにオボムコイドは熱に強い性質を持っていますので、この程度の加熱ではほぼ変性せず、アレルゲン性は強い状態です。たとえば温泉卵は80℃程度の加熱で作られますのでアレルゲン性は強く、プリンや茶わん蒸しも80～90℃の加熱で作られるためアレルゲン性は強い食品です。一方、クッキーやパンなどは１８０～２００℃で加熱されるので、鶏卵のたんぱく質のアレルゲン性は弱い食品です。そしてクッキー１つ、パン１切れに使用される鶏卵の量は少ないので、アレルゲン性はかなり弱いと考えられます。また同じ量の鶏卵を使用したハンバーグでも、焼いたハンバーグと煮込みハンバーグとを比べると、煮込みハンバーグの方が加熱時間が長いため、アレルゲン性が弱くなります。

先にお話ししたように、食物経口負荷試験で、鶏卵を少量摂取可となった場合でも、学校給食で鶏卵を含む食品を提供してもらうことはできません。それは、このように鶏卵のアレルゲン性がその食物に含まれる鶏卵の量、加熱温度、加熱時間により変わるため、食品ごとのアレルゲン性の強弱の判断がしにくいことにも起因しているのです。

―はい。よく納得できます。鶏卵の使用量、加熱温度、加熱時間などについて個別に管理していくのは大量調理では至難の業です。また患者さんの当日の体調等によっても、症状が起こる閾値《いきち》(反応を起こす最低量)が変化すると伺いました。するとなおさらですね。

鶏卵での例外的な3段階の対応

しかし、鶏卵（卵）アレルギーの患者さんは非常に多く、加熱された鶏卵だけでなく生卵まで摂取できるようになるのを待ってから学校給食での鶏卵の除去解除を行うのは、患者さんにとっても給食提供者側にとってもかえって負担になるというお声をよく耳にします。

――はい、第2章でも話題になりました。鶏卵を日本で食べる習慣が確立したのは江戸時代から、また安価になり広く食卓に普及したのは戦後からといわれます。しかし、今は鶏卵抜きの献立を考えるのはかなり大変です。

そこで鶏卵（卵）アレルギーの対応に関しては、「鶏卵除去」「加熱鶏卵のみ提供」「鶏卵を含む食品すべて提供」の3段階で取り組んでいただいてもよいケースもありえます。ただし、「加熱した鶏卵なら8分の1個や2分の1個までは摂取可能である」という患者さんに対して、給食で加熱鶏卵を提供することはリスクが伴いますし、対応も煩雑になります。ですから、「加熱した鶏卵が1個分は問題なく摂取可能である」ということを「加熱鶏卵のみ提供」の対応をする際の前提にされるとよいのではないでしょうか。そして、給食で「加熱鶏卵のみ提供」の対応をされる場合には、給食で提供する、鶏卵を使用した食品のすべてについて、それが「加熱鶏卵」に分類されるのか、「非加熱鶏卵」に分類されるのかを確認・検討する必要があります。

―大切なポイントですね。検討を十分に行う必要のある食品や献立も出てきそうです。

こうして一つひとつの献立について「加熱鶏卵」と「非加熱鶏卵」の区分をし、そのうえでその情報を保護者に公開することも大切です。保護者が思っている「加熱鶏卵」と、学校側で分類している「加熱鶏卵」の内容が一致していることを確認しておかないと誤食事故にもつながります。そして学校で提供する献立と同様のものをご自宅で摂取していただいて、問題がないことを確認したうえで、実際の対応をすることになります。

―給食室、保護者、そして納入業者さんも含めた情報の共有化やすり合わせが大切なのですね。

鶏卵（卵）アレルギーの3段階の対応をされるにあたっては、神奈川県相模原市の保育園の『食物アレルギー対応マニュアル』をご参考いただくこともできます。次ページの図は、そのマニュアルから抜粋したものです。給食で「加熱鶏卵のみ」を提供する場合は、この表でいえば「加熱卵として扱う食品」をご自宅で症状を出さずに摂取可能かを保護者に確認してもらい、問題がなければ給食で提供するという流れになっています。たとえば「ケーキ」でも、ホイップクリームに生卵白を使用したものもありますので、献立の各ケーキの原材料を十分に確認した上で対応していただけるとよいと思います。

卵殻カルシウムについて

―鶏卵（卵）アレルギーでは、卵殻カルシウムの摂取の可否について悩まれることも多いと伺います。リン含量が少なく、体への吸収性が高いので、カルシウム添加の健康食品やおやつに、また添加すると弾力性や粘着性が増すという特性を生かし、加工食品のソーセージやハンバーグ、かまぼこ、めん類やパン、揚げ物の衣などによく使用されているそうです。

卵殻カルシウムは鶏卵（卵）アレルギー患者さんが摂取してもほぼ問題ないことが確認されています[*3]。主治医から「卵殻カルシウム除去」という指示がなければ、鶏卵（卵）アレルギーの患者さんに、卵殻カルシウムが使用された食品を提供することは可能です。

図2 鶏卵（卵）アレルギーの対応について

■非加熱卵として扱う食品 非加熱卵のみ除去になっているアレルギー児に提供することができない食品	■加熱卵として扱う食品 非加熱卵のみ除去になっているアレルギー児に提供することができる食品
・マヨネーズ ・カスタードクリーム、カスタードクリームを含む食品 ・アイスクリーム（鶏卵を含むもの） ・プリン（鶏卵を含むもの）	・オムレツ* ・卵焼き* ・親子煮（親子丼の具）* ・卵スープ* ・マヨネーズ焼き ・クッキー ・ケーキ ・カステラ ・蒸しパン など *の食品は非加熱の部分がないように調理する必要あり

神奈川県相模原市保育課『相模原市立保育園 食物アレルギー対応マニュアル「調理・提供編～」』（http://www.city.sagamihara.kanagawa.jp/kurashi/kosodate/hoikuen/1006833.html（2018年1月26日）より作成。

―鶏卵由来だから一律に除去というわけではないのですね。原材料の特性の理解も大切ですね。鶏（ニワトリ）だからといって鶏卵（卵）アレルギーの人が鶏肉を食べられないわけではなく、同じ卵が原因だからと魚卵まで食べられないわけでもない。もちろん魚卵にアレルギーがない方の場合ですが…。

はい。そのような誤解にも注意していただきたいです。最近では、学校給食で取り扱う加工食品に鶏卵を使用しないものを選んで使っているところも多いようです。それぞれの施設で、より安全に、より負担なく対応をしていただけるように工夫していただけるとよいですね。

―そうですね。食物アレルギーのある子もない子も、なるべく多い回数、みんなと同じ給食を食べられることは、食物アレルギーのある子どもたちにとってはとても大きな喜びになります。

この章のまとめ

＊鶏卵に含まれるたんぱく質にはいくつか種類があり、アレルゲン性の強さや熱変性する温度などに違いがある。そのため、単に加熱してあるからといってアレルゲン性が弱くなるというものではない。

＊鶏卵のアレルギー患者の原因アレルゲンは卵白であることが多く、負荷試験では、加熱卵黄⇒加熱卵白⇒生卵の順に進められる。

＊現代の食事情を考えると、鶏卵（卵）アレルギーがあるからといってすべて除去対応にしてしまうと、喫食者、提供者ともにとても不都合な事態になりうる。そのため、鶏卵に関しては例外的に「鶏卵除去」「加熱鶏卵のみ提供」「鶏卵除去なし」の3段階で取り組むこともできる。ただし「加熱鶏卵のみ提供」を行う場合は、「加熱鶏卵1個が問題なく食べられる」ことを確認する。また「加熱鶏卵」と「非加熱鶏卵」の区分の仕方は、給食室と保護者の間での共通理解事項にしておくことが大切。

＊卵殻を材料にカルシウム補強食品や加工食品に使用されている卵殻カルシウムについては、基本的に鶏卵（卵）アレルギー患者さんが除去する必要はない。また鶏卵（卵）アレルギー対応で、鶏肉や魚卵まで除去する必要はない。

＊1 澤野勉 編著（1999）『標準食品学各論』，医歯薬出版株式会社
＊2 海老澤元宏ほか監修（2016）『食物アレルギー診療ガイドライン 2016』，協和企画
＊3 海老澤元宏ほか（2005）「卵殻未焼成カルシウムのアレルゲン性について」，『アレルギー』，54（5），471-477

第4章　牛乳（乳）アレルギーへの対応

牛乳のおもなアレルゲンとその特徴

牛乳（乳）アレルギーの主なアレルゲンは牛乳のたんぱく質で、おもにカゼイン、乳清たんぱく質（ホエイ）があります。

―鶏卵と同じく、牛乳のたんぱく質にもいろいろ種類があることは押さえておくべきですね。

はい。カゼインは牛乳たんぱく質の75～85％を占め、さらにαs1-カゼイン、αs2-カゼイン、β-カゼイン、κ-カゼインなどに分類されます。

―カゼインについては、「栄養上の重要なアミノ酸をすべて持ったたんぱく質で、体内ではカルシウムの吸収を促進させたりするもの」（Weblio 辞書・酪農用語解説）とあります。

もう1つの おもなアレルゲンである「乳清たんぱく質」は、牛乳たんぱく質の約20％を占め、α-ラクトグロブリン、β-ラクトグロブリン、血清アルブミン、免疫グロブリンなどが含まれます。

—乳清たんぱく質は「ホエイ」ともいわれます。ヨーグルトなどの上に浮かんでいる透明な液体のことですね。アスリート用のプロテインの原料にもよく使われるそうです。

牛乳（乳）アレルギーでは、とくに、このなかでβ-ラクトグロブリン、αs1-カゼインが主要なアレルゲンであるといわれています*1。牛乳のたんぱく質は熱に強く、加熱をしてもアレルゲン性（アレルギー症状を引き起こす強さ）はあまり下がりません。したがって、鶏卵のときのようにアレルゲン性を考えることが複雑ではありません。

—牛乳でアレルゲンとなるたんぱく質は熱に強く、熱変性しにくいということですね。

はい。たとえば、バターとプロセスチーズが10ｇずつあったとします。食品成分表を見ると、バター10ｇに含まれるたんぱく質の量は0・06ｇ、プロセスチーズ10ｇに含まれるたんぱく質の量は2・27ｇです。バターとチーズが同量の場合、「バターの方が圧倒的にアレルゲン性が弱い」と考えることができます。このように牛乳・乳製品は、牛乳のたんぱく質がどれくらい含まれているかをもとにアレルゲン性の強弱を考えやすい食品です。

食物経口負荷試験では、通常、少量の牛乳（または少量の牛乳を含む加工品）の負荷からスタートし、症状が出なければさらに量を増やし、牛乳として摂取できる量を確認していきます。症状なく摂取することができた牛乳の量を確認し、その牛乳の量に含まれるたんぱく質を算出し、「その牛乳のたんぱく質量を上限としてほかの食品（乳製品や牛乳を含む加工品）も摂取することができる可能性が高い」と考えます。

ただしくり返しになりますが、食物経口負荷試験の結果から、自宅で牛乳をある程度の量まで摂取可となった場合でも、学校給食で同様の対応はできません。表1に示したようなたんぱく質量の換算はあくまでも食品成分表に基づく理論値であり、実際の食品に含まれる牛乳のたんぱく質量を正確に知ることは簡単にはできません。したがって、たとえ「うちの子は牛乳20㎖までは飲めるので、牛乳を少量含む加工食品は給食で出してください」と保護者の方

表1　牛乳50㎖相当の牛乳たんぱく質を含む乳製品の量
※牛乳50㎖（＝牛乳たんぱく質量1.6g）

乳製品種別	量＊
バター	265g
ホイップクリーム	94g
乳酸菌飲料	135㎖
ヨーグルト（全脂無糖）	44g
スライスチーズ	7.3g（約1/2枚）
パルメザンチーズ	3.6g

＊量の換算は「日本食品標準成分表2015」に基づく

にお願いされたとしても、提供できる加工食品を選別することは難しく、給食での対応は困難です。

——確かにそうです。牛乳の成分は季節によって変動があることも知られていますね。食品成分表から計算された数値はあくまで理論値。そのことはよくよく注意したいです。また、学校給食でかつて行われていた個人の摂取状況に合わせた対応（「部分解除」という用語を使っていました）については、牛乳でのことが多かったようです。中には、「少しなら飲める、摂取できる」という保護者の申し出だけで対応が行われたこともあったようです。

患者さんが専門医の指導のもと、ご家庭で医師の指示する量までの摂取を行っている段階は、まだ不安定な状況です。これまで無症状で食べられた量でも体調が悪ければ症状が出ることもありますし、またアレルゲンの量がほんの少し増えただけでも症状が誘発されることもあります。ご家庭で少量摂取をしているからといって、給食でも同様の対応をすることは危険が伴うということになります。

——わかりました。ほかに牛乳（乳）アレルギーで注意すべきことはありますか？

牛乳は加熱をしてもアレルゲン性はほぼ変わらないのですが、「うちの子は、加熱牛乳は飲めるけど、非加熱牛乳は飲めません」という訴えがあることがあります。実際には、牛乳は加熱をしてもほぼアレルゲン性が変わらないわけですから、「加熱牛乳２００㎖を問題なくごくごく飲めるのであれば、同量の非加熱牛乳も飲める」ことがほとんどです。しかし、少量のみ摂取できる段階で、加熱牛乳は症状なく摂取可能だが、非加熱牛乳では症状が出るケースはあります。「加熱牛乳はよいが、非加熱は提供しないでほしい」といった申し出がある場合は、主治医と相談してもらい、食物経口負荷試験を受けるなどして確認していただく必要があります。

前章の鶏卵については、加熱によりアレルゲン性が弱くなるので、例外的に3段階で取り組むことも可能であると申しました。しかし、牛乳では「加熱牛乳のみ提供」といった対応は考えなくてよいということです。もちろん乳糖不耐症の方で、「加熱牛乳は問題なく飲めるけど、非加熱牛乳を飲むと下痢をしてしまう」ということはあるかもしれません。ですが、これは牛乳アレルギーとは異なる病態です。

―乳糖は除去が必要ですか？

乳糖は牛乳に含まれる糖分で、乳糖自体にはほとんど牛乳のたんぱく質は含まれてはいません。よほど重症の牛乳（乳）アレルギーの方でなければ乳糖を摂取できることが多いです。また乳糖が利用できると調味料や加工食品で利用できる幅も広がるため、主治医に相談してもらうとよいでしょう。

そのほか最近ではこの誤解は少なくなりましたが、牛乳（乳）アレルギーの場合、牛肉も除去しなければならないと思われていることがあります。牛乳アレルギーの場合に牛肉を除去する必要は基本的にはありません。しかし、牛乳（乳）アレルギーの方が、非加熱の牛肉を摂取して症状が出ることがまれにあります。その場合は、しっかり牛肉を加熱するとよいでしょう。

乳の代替表記について

また、牛乳（乳）には加工食品へのアレルギー表示義務がありますが、「乳」の「代替表記」と、旧基準での「特定加工食品」については複雑です。表記を見落とさないようにしましょう（表2）。

―原材料で表示義務がある7品目「卵・乳・小麦・落花生・えび・そば・かに」と20の推奨品目について、製品の表記欄で、たとえば「卵」なら「玉子、たまご、タマゴ、エッグ、鶏卵、あひる卵、うずら卵」などとする表記が「代替表記」ですね。「特定加工食品」とは、２０１４（平成26）年度までの旧基準で、アレルギー物質が含まれていることが明らかにわかるときにそれを表記しなくてもよいという制度でした。こちらは、２０２０年度まで移行経過措置期間となっています。この表示で表記された食品がまだ流通している可能性はあるということですね。

そうです。そのほか、食品表示の中にはまぎらわしい表示もありますが、左ページ下の表３のものは除去を行う必要がありません。

表2 加工食品のアレルギー表示（ただし、旧基準「特定加工食品」は2020年3月末で廃止されます）

特定原材料	代替表記	代替表記の拡大表記（例）	旧基準「特定加工食品」
	表記方法等が違うが、特定原材料と同一であるということが理解できる表記	特定原材料名か代替表記を含んでおり、これらを用いた食品であると理解できる表記例	旧基準では、アレルギー物質が含まれていることが明白なときには「特定加工食品」としてアレルギー物質名表記をしなくてもよいことになっていました。2020年3月末まで経過移行措置期間のため、下の表記だけで流通している商品もあります。
卵	玉子、たまご、タマゴ、エッグ、鶏卵、あひる卵、うずら卵	厚焼玉子、ハムエッグ	マヨネーズ、オムレツ、目玉焼、かに玉、親子丼、オムライス
乳	ミルク、バター、バターオイル、チーズ、アイスクリーム（ただし乳の代替表記については、乳の言葉を含まないため、可能な限り「乳成分を含む」旨を表示することが望ましい）	アイスミルク、生乳、ガーリックバター、牛乳、プロセスチーズ濃縮乳、乳糖、加藤れん乳、乳たんぱく、調製粉乳	生クリーム、ヨーグルト、アイスミルク、ラクトアイス、ミルク
小麦	こむぎ、コムギ	小麦粉、こむぎ胚芽	パン、うどん
えび	海老、エビ	えび天ぷら、サクラエビ	
かに	蟹、カニ	上海がに、カニシューマイ、マツバガニ	
そば	ソバ	そばがき、そば粉	
落花生	ピーナッツ	ピーナッツバター、ピーナッツクリーム	

表3　まぎらわしい表記

アレルギー種別	除去の必要のないもの
鶏卵（卵）	焼成・未焼成卵殻カルシウム
牛乳（乳）	乳酸菌、乳酸カルシウム、乳酸ナトリウム、乳化剤（一部を除く）
小麦	麦芽糖

―「卵殻カルシウム」については、鶏卵（卵）アレルギーの回で学びました。牛乳（乳）アレルギーについては、たとえ「乳」の字がついていても「乳酸菌」「乳酸カルシウム」「乳酸ナトリウム」「乳化剤」に、牛乳のたんぱく質は含まれていないということですね。

はい。また、牛乳（乳）アレルギーの場合、栄養管理面ではカルシウムが不足しがちになります。対応食を行う場合には小魚、大豆製品、緑黄色野菜などカルシウムの多い食品でカルシウムを補ってあげるような献立を提供したり、また家庭でも意識して摂取していただけるようにご提案いただけるとよいですね。

―牛乳・乳製品が今の食生活で果たしている役割の大きさが、逆によくわかります。

この章のまとめ

＊牛乳のたんぱく質は、大きく「カゼイン」と「乳清たんぱく質」に2分される。アレルギーの原因物質としては、カゼインでは主にαs1-カゼイン、乳清たんぱく質ではβ-ラクトグロブリンが知られている。

＊牛乳アレルギーの原因となるたんぱく質は熱に強く、鶏卵の場合と異なり、加熱をしてもアレルゲン性はあまり変化しない。したがって食品中に含まれる牛乳のたんぱく質量でアレルゲン性の強さが判断できる。

＊牛乳アレルギーの給食対応で、「加熱牛乳」と「非加熱牛乳」を区別する必要はない。「非加熱牛乳不可」の申し出がある場合は、主治医に確認が必要。また乳糖不耐症のために「非加熱牛乳を飲むと下痢をする」というケースがあるが、食物アレルギーとは異なる病態である。

＊食物アレルギーの原材料表記では、7つの表示義務品目、20の表示推奨品目があるが、そこでは「代替表記」も認められている。旧基準の「特定加工食品」の表記は平成32（2020）年度まで経過措置期間があり、目にする可能性もあるので注意する。また「乳酸菌」など「乳」の文字があっても、牛乳アレルギー対応では除去しなくてよいものがある（P49表3参照）。

＊牛乳アレルギー対応を行う場合は、カルシウム不足が懸念されるので、小魚、大豆製品、緑黄色野菜などでカルシウムを補うような献立を提供したり、家庭でも意識して摂取してもらう。

＊1 海老澤元宏 編（2013）『症例を通して学ぶ年代別食物アレルギーのすべて』，南山堂

第5章　小麦アレルギーへの対応

小麦のおもなアレルゲンとその特徴

小麦アレルギーがある場合は、とくに主食や間食について選択肢が狭まり、患者さんのＱＯＬが著しく低下します。たとえば、パンやめん、クッキーやケーキなどが食べられず、小麦アレルギーのあるお子さんへの給食対応もかなり大変だと思います。

―本当にそうですね。

小麦アレルギーの原因物質は、グルテニンやグリアジンなどの小麦に含まれるたんぱく質です。このグルテニンとグリアジンが結合してグルテンが形成されることは、みなさんもご存じのとおりです。小麦粉のうち、グルテンの含有量が多いものが強力粉、少ないものが薄力粉です（表４）。小麦のアレルゲン性（アレルギーを引き起こす強さ）は、小麦製品に含まれる小麦たんぱく質の量で考えます。『日本食品標準成分表２０１５』では、ゆでうどん１００ｇに含まれる小麦たんぱく質の量は2.6ｇです。では、これと同等のたんぱく質量を含む小麦粉の量を換算してみましょう（表５）。薄力粉１００ｇ

表4 小麦粉の種類とグルテン

乳製品種別	強力粉	中力粉	薄力粉
グルテンの量	多い ◀	━━━━	▶ 少ない
グルテンの性質	強い ◀	━━━━	▶ 弱い
粒度	粗い ◀	━━━━	▶ 細かい
原料小麦の種類	硬質小麦	中間質小麦、軟質小麦	軟質小麦
おもな用途	パン、ギョーザの皮、中華まん、ピザなど	うどん、その他の料理	ケーキ、お菓子、てんぷら、その他の料理

参考：日清製粉グループ「小麦粉百科」,
http://www.nisshin.com/entertainment/encyclopedia/flour_02.html（2018年1月26日）

表5 うどん100g相当の小麦たんぱく質を含む小麦製品の量
※うどん（ゆで）100g（1/2玉）（=小麦たんぱく質量 2.6g）

小麦製品種別	量*
薄力粉	33g
中力粉	29g
強力粉	22g
食パン	28g（6枚切り 約1/2枚）
スパゲティ・マカロニ	20g（1/5人前）

＊量の換算は「日本食品標準成分表2015」に基づく。

に含まれるたんぱく質の量は8.3ｇなので、2.6÷8.3×100=31.3となり、「ゆでうどん１００ｇを食べられる」という場合には、理論上では薄力粉は約31ｇが摂取可能ということになります。ただし、ゆでうどんにはたくさんの種類があり、実際のゆでうどん１００ｇに含まれるたんぱく質の量は2.6ｇより多いものから少ないものまでさまざまですし、市販の薄力粉のたんぱく質量も商品によって8.3ｇより多いものもあれば少ないものもありますので、この換算はあくまでも理論値ということになります。

―食品成分表から計算された数値はあくまで理論値ということに注意するのは、前章の牛乳（乳）アレルギーへの対応でも強調されていました。

はい。それゆえに、患者さんが個々で食べられるものや食べられる量を知ることはなかなか簡単なことではありません。換算された値もあくまで理論値ですので、実際に摂取されたたんぱく質量とはどうしても差が生じます。ですから給食での安易な摂取できる量まで提供する個別対応は、誤食事故のリスクを大きくする可能性があるということになります。

―自宅で摂取できる量まで食べている対応は、除去解除に向け、少しずつ確実に症状なく食べられるように準備している段階で、「この量ならいつどんなときに食べても大丈夫」とお墨付きをもらっているわけではないのですね。

はい。また小麦アレルギーがある場合によく誤解されることについてお話しします。小麦アレルギーがあると、しょうゆを除去しなければいけないと思われているケースがありますが、小麦アレルギーであってもしょうゆは摂取できます。通常、しょうゆには原材料に小麦が使用されていますが、製造工程で小麦のたんぱく質が変性しており、小麦アレルギーの人がしょうゆを食べても症状が出ないことがわかっています。また、水飴などによく使われる麦芽糖についても「麦」という字がついているため、除去するべきものと思われていることがありますが、麦芽糖とは「マルトース」という糖の別名ですから、小麦アレルギーの人が除去をする必要はありません。それから、小麦から作られる穀物酢は小麦たんぱく質の含有量が非常に少ないため、除去が必要なことは少ないです。

ほかの麦にはどう対応する？

―麦には小麦のほかにも大麦やライ麦などがあります。小麦アレルギーのある人は、他の麦にも注意する必要がありますか？

みなさんが迷われるところですね。大麦やライ麦などの小麦以外の麦類のたんぱく質は、小麦のたんぱく質と似ており、「交差抗原性」※があることが知られています。そのため、大麦やライ麦の摂取が可能かどうかは主治医の判断を仰ぐ必要があります。ただし、大麦から作られた麦茶は症状なく飲

※異なるアレルゲンに共通の構造をした抗原決定基（エピトープ）があり、両者に共通して特異的IgE抗体が結合することを「交差抗原性」という。よく知られているのが花粉症（花粉アレルギー）の人が果物・野菜などを食べて症状を示す「口腔アレルギー症候群（OAS）」。　（出典：『食物アレルギー診療ガイドライン２０１６』）

める方が多いですし、大麦が原材料に含まれるみそも症状なく摂取できる方が多いです（表6）。

生活の中にあふれる小麦・小麦製品

—小麦粉は子どもたちが大好きなお菓子類には欠かせない原料です。それが食べられないとなると心が痛みます。

そうなんです。小麦アレルギーの場合は、ふつうの小麦粉から作られたパンやお菓子類を食べることはできませんので、米粉などから作られたパンやお菓子類を利用することになります。最近では、米粉で作られたパンも市場に出回ることが増えてきました。しかし、米粉で作られたパンの中には膨らみをよくするためにグルテンが添加されているものがあります。グルテンが原材料に含まれるものを摂取すれば、小麦アレルギーの方は症状が出てしまいますのでグルテンの含まれないものを提供する必要があります。さらに市販のベーキングパウダーや天然酵母などにも原材料として小麦が含まれていることがあります。原材料のチェック

表6　除去の必要のないもの、除去不要のことが多いもの

アレルギー種別	除去の必要がないもの	除去不要のことが多いもの
鶏卵（卵）	焼成・未焼成卵殻カルシウム、鶏肉	—
牛乳（乳）	乳化剤、乳酸カルシウム、乳酸菌、乳酸ナトリウム、カカオバター、牛肉	乳糖
小麦	しょうゆ、麦芽糖	穀物酢、麦茶（大麦）
大豆	もやし（大豆もやしは除く）、大豆以外の豆類	しょうゆ、みそ、大豆油

は十分に行っていただきたいと思います。

―ルウやてんぷらなどの料理にも小麦粉はよく使われますね。

はい。小麦を原材料に使用しない、食物アレルギーに配慮された食品も各食品メーカーが開発してくださっており、食物アレルギー用のカレーやシチューのルウなどはみなさんの給食施設でも利用されているのではないかと思います。２０１３（平成25）年には、全国の栄養教諭および学校栄養職員の先生方で組織されている公益財団法人 全国学校栄養士協議会（全学栄）で、災害時にも利用しやすく、食物アレルギーにも配慮された『救給カレー』が開発されています。カレーと一緒にご飯が入っており、温めずにそのまま食べられます。２０１７（平成29）年には『救給根菜汁』、２０１８年には『救給コーンポタージュ』も開発されました。災害時に食物アレルギーの子どもたちが食べられるものがなくて困らないように、災害備蓄品に利用されてみてはいかがでしょうか。

―東日本大震災では、避難所で配られた支援物資にパン類やカップめんなどが多くあり、小麦アレルギーのある方が食べられないケースが相次いだそうです。こうした動きは今後どんどん広がっていくといいですね。

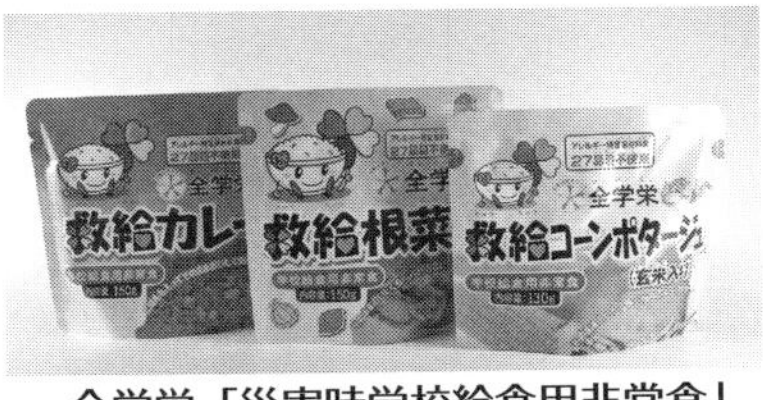

全学栄「災害時学校給食用非常食」
※製品詳細は、株式会社ＳＮ食品研究所
Ｗｅｂサイト（http://www.snfoods.co.jp/）で

そうですね。また給食現場でも小麦アレルギーの対応にご苦労されているところは多いかと思います。小麦粉には空中に舞いやすいなどの問題もあり、狭い調理施設の中で完全にコンタミネーション（汚染）を防ぐ、ということはなかなか難しいかもしれません。極微量の小麦でも重篤な症状が出るようなお子さんの給食対応はとりわけ慎重に行う必要があります。保護者の方とアレルギー対応に関する面接を行う際に、調理施設や調理現場での実情を正確にお伝えし、給食の提供が難しい場合にはお弁当対応をお願いしてよいと思います。栄養士の方々はみなさんご熱心で、親切心から難しい給食対応を引き受けてしまわれることがありますが、かえってそのことが誤食事故につながってしまう危険性もあります。安全性を優先して対応をご検討いただきたいと思います。

―給食以外にも生活のさまざまな場面で、小麦や小麦由来製品にさらされるケースは多いです。近年では化粧品に小麦由来成分が含まれていて、使われていた方が知らない間に感作していたとされる「茶のしずく石けん事件」（２０１０年）が記憶に新しいです。

加水分解小麦が含まれる洗顔せっけんを毎日使い続けることによって、小麦の食物アレルギーが発症した方がたくさんいらっしゃって問題になりました。学校での生活を考えますと、図工の時間などに使用する粘土に小麦が含まれている場合があります。小麦アレルギーのお子さんで、小麦に触れただけでも症状の出るような重篤な方は、教材に小麦粘土を使用することを避けなければいけません。しかし、重篤でなければ小麦粘土に触れた程度では症状が出ないケースもありますので、面談時には摂食による症状だけでなく、接触による症状の有無の確認も必要です。

食物アレルギー対応は学校のすべての教職員が関わる事柄です。小麦アレルギーのある子の対応に限りませんが、食物アレルギー対応は給食対応が中心だからと栄養教諭や学校栄養職員、養護教諭の先生などに任せっきりにするのではなく、校内委員会を立ち上げて管理指導表に書かれている内容を確認しながら、学校生活の中で配慮する点については保護者と十分確認をとっておく必要があります。

食物依存性運動誘発アナフィラキシーと小麦

―小麦アレルギーに関して、ほかに注意点はありますか？

食物依存性運動誘発アナフィラキシー（ＦＤＥＩＡ）のことはご存じでしょうか。これは、何らかの食物を摂取した後に運動を行い、アナフィラキシーの症状が出るものですが、この原因食物として小麦や甲殻類がよく知られています。給食でパンやうどんなどを食べた後で、お昼休みに鬼ごっこをしたり、サッカーをしていたら突然アナフィラキシーショックを起こしてしまうため、この病態の存在を知っていないと原因がよくわからず、対応が遅くなる危険があります。とくに小学校中学年から高校生までの、運動負荷が多くなる年齢で起こりやすいことも知られています。食物依存性運動誘発アナフィラキシーの患者さんはそれほど多くはありませんが、万が一このようなケースが起き、お子さん本人がエピペンを所持しておらず、エピペン注射ができない場合は、速やかに救急車を呼んで病院に搬送しましょう。

この章のまとめ

＊小麦アレルギーの原因物質は、グルテニンやグリアジンなどのたんぱく質。このグルテニンとグリアジンが結合するとグルテンが形成される。小麦のアレルゲン性の強弱は小麦製品に含まれる小麦たんぱく質の量の多さで考える。ただし食品成分表などに記載されている量はあくまで理論値。

＊小麦アレルギーでは、とくに主食や間食についての選択肢が狭まり、患者さんの生活の質（QOL）が著しく低下する。代替品として米粉製品を利用できるが、グルテンを含むものは利用できない。原材料の確認は入念に行うこと。

＊しょうゆ、麦芽糖は小麦アレルギーでは除去する必要はない。小麦を原料とする穀物酢も小麦たんぱく質の含有量が非常に少ないため、除去が必要なことはあまりない。近縁種の大麦、ライ麦食品について摂取してよいかの判断は医師の診断を仰ぐこと。なお大麦から作られる麦茶、原材料に大麦が含まれるみそは除去不要なことが多い。

＊小麦粉は空中に舞いやすく、調理施設の中でコンタミネーションを完全に防ぐのは難しい。極微量でも重篤な症状が出る子への給食対応はとりわけ慎重を期す。保護者面談の際に、調理施設や調理現場での実情を正確に伝え、必要ならば弁当対応をお願いする。

＊小麦粘土などを利用する図工の時間などの対応にも配慮する。管理指導表に書かれた内容を全教職員で確認し、学校生活で配慮する点について保護者と十分に確認をとる。

＊食事直後に運動をして重篤なアナフィラキシーを起こす「食物依存性運動誘発アナフィラキシー（FDEIA）」があり、その原因食物として小麦や甲殻類がよく知られる。普段、エピペンを持参していない子に起こりうることもあるため、そうした場合の対応も決めておくこと。

第6章
大豆アレルギーへの対応

特定原材料には入っていないものの…

―この章では大豆アレルギーについてお話を伺います。即時型食物アレルギーを引き起こす原因としては、それほど多くはありませんが（下図参照）、大豆は日本の食事でたくさん使われるため、大豆アレルギーの対応は大変なことが多いという声を聞きます。

大豆アレルギーがある場合、除去するものは、「大豆類」と「大豆を含む加工食品」です（次ページ表7）。「大豆類」とは、黄大豆（一般的な大豆）、黒大豆（黒豆）、青大豆（枝豆）のことを指します。

―「黒豆」も大豆の仲間だったのですね。また枝豆が

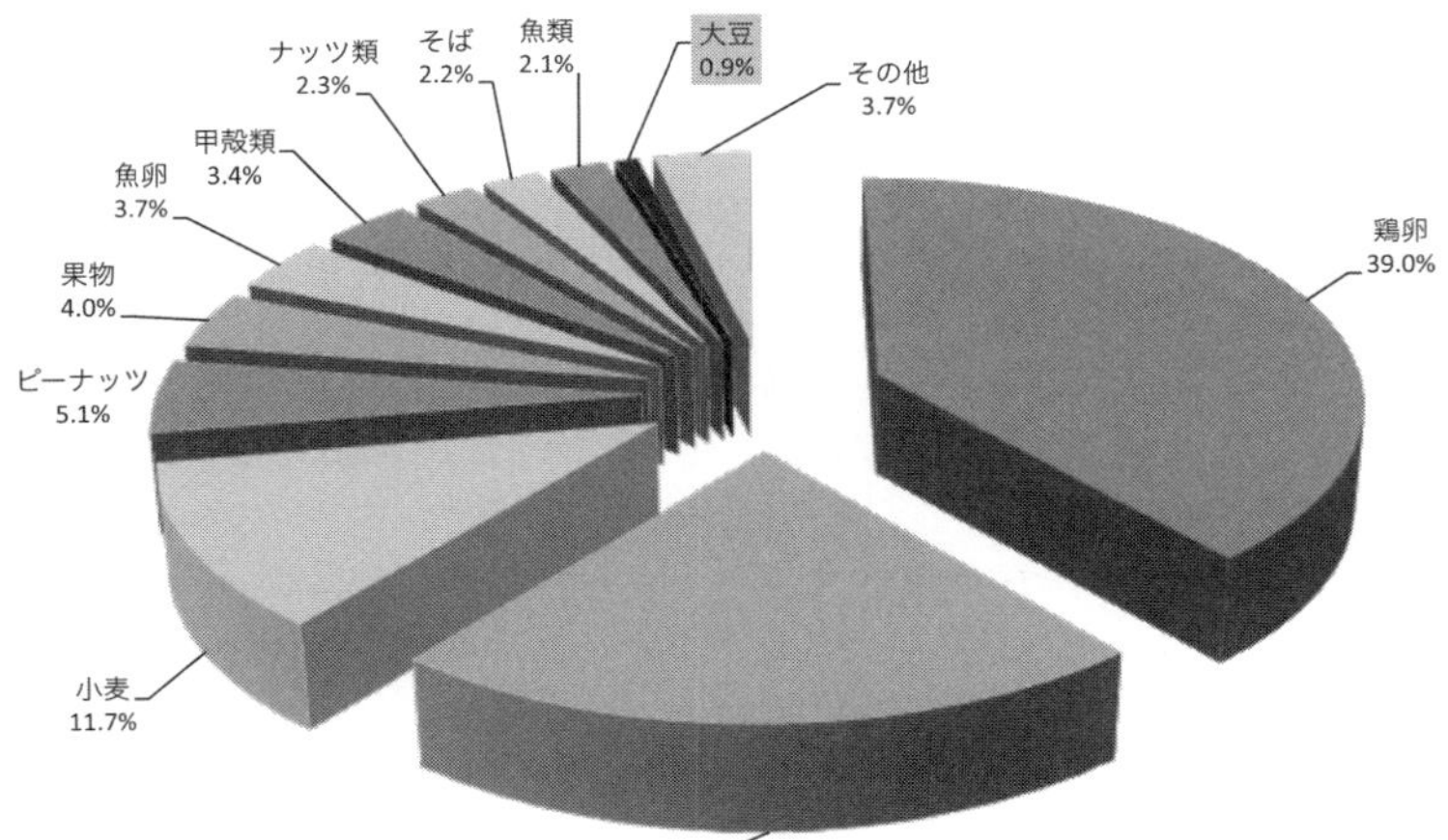

図3 全年齢における食物アレルギー原因食物
今井孝成，ほか（2016）『アレルギー』，65:942-6 より作成

表7　大豆アレルギーの場合の食事について

①食べられないもの

大豆類と大豆を含む加工食品

大豆類：黄大豆（大豆もやしを含む）、黒大豆（黒豆）、青大豆（枝豆）

大豆を含む加工食品の例

豆乳、豆腐、ゆば、厚揚げ、油揚げ、がんもどき、おから、きなこ、納豆、しょうゆ*、みそ*（＊は除去する必要がない場合が多いので、主治医に相談しましょう）、大豆由来の乳化剤を使用した食品（菓子類、ドレッシングなど）など

基本的に除去する必要のないもの

あずき、えんどう豆（グリンピース）、いんげん豆（さやいんげん）など、その他の豆類

②大豆の調理上の特性と調理の工夫

しょうゆ、みその除去が必要なことは少ないが、しょうゆなどを除去する場合は、雑穀や米で作られたしょうゆ、みそや魚醤などで代用する。

③大豆のおもな栄養素と代替栄養

豆腐 1/2 丁あたり（絹ごし 130g）
たんぱく質　6.4g
カルシウム　56mg

※鶏卵（卵）アレルギー、牛乳（乳）アレルギーとも相互参照のこと

たんぱく質の代替

鶏卵M玉１個（約 50g）あたり
たんぱく質　6.2g

肉　薄切り２枚（30 ～ 40g）
魚　２分の１切（30 ～ 40g）
豆腐（絹ごし）２分の１丁（130g）

カルシウムの代替

普通牛乳 100mℓあたり
カルシウム 113 mg

豆乳	コップ２杯
ひじき煮物	小鉢１杯
アレルギー用ミルク	コップ１杯

大豆であることをご存じない方も結構いらっしゃるそうですが、未熟な大豆をさやつきのまま収穫して食べるものですから、やはり大豆アレルギーのある場合は枝豆も除去が原則なのですね。

はい、黒豆や枝豆も除去することになります。一方で、大豆アレルギーの場合に豆類全般を除去する必要があると思われている方がいらっしゃいますが、基本的には大豆ではない豆類まで除去する必要はありません。大豆アレルギーの場合には、大豆に含まれるたんぱく質が原因物質となりますので、大豆のたんぱく質を含まない、ほかの豆類である、ピーナッツ（落花生）、あずき、えんどう豆（グリンピース、さやえんどう）、いんげん豆（さやいんげん、金時豆、手亡豆、とら豆）、ささげ、そらまめ、ひよこ豆、レンズ豆などを除去する必要は基本的にはありません。

―豆の種類、それが大豆の仲間か、別種の豆かをきちんと把握しておかないといけませんね。「南京豆」、すなわちピーナッツ（落花生）については、後ほど章をあらためてお話を伺います。

もやしの摂取の可否についてもよく聞かれますが、一般的に給食でよく利用されるケズルアズキを発芽させて作るブラックマッペや緑豆もやしを除去しなければならないケースは、子ども（小児）の大豆アレルギー患者さんではまれです。ただし、ナムルなどに利用される、大豆を発芽させた大豆もやしは除去する必要があります。

ちなみに、大人（成人）の大豆アレルギーで、カバノキ科のシラカンバやハンノキなどの花粉症と合併して発症した場合などに、緑豆もやしなどのもやしの摂取でも症状が出るケースが報告されています。その場合は、もやしを除去しなければならないことがあります。

大豆加工食品、納豆、大豆油、豆乳について

—大豆加工品についてはどう考えていったらよいでしょう。小学校では国語科の教科書に「すがたを変える大豆」という教材があります。また節分のある2月にさまざまな大豆加工食品を使った献立を計画される学校も多いですね。

大豆アレルギーの場合には、大豆が原料となっている加工品はすべて除去をすることが基本となります。たとえば豆乳、豆腐、凍り豆腐、ゆば、油揚げ、厚揚げ、がんもどき、おから、きなこ、納豆などは除去の対象となります。また、給食での大豆加工食品だけでなく、節分の行事などで豆まきに使用する豆についても、大豆を利用しないなど注意が必要です。

—大豆を原材料に使用した発酵食品についてはいかがですか？　しょうゆ、みそ、納豆などが大豆の発酵食品になりますが…

大豆アレルギーであっても、しょうゆやみそは症状なく摂取できるという方がほとんどです。発酵

食品であるしょうゆやみそは、製造の過程で大豆のたんぱく質の大部分が分解されてアレルゲン性（アレルギーを引き起こす強さ）がかなり低下していますし、しょうゆやみそは料理に使用する量も少ないため、大豆アレルギーの方がしょうゆやみそを摂取しても症状が出ないことがほとんどです。もし、しょうゆやみそを除去しなければならないと調理が不自由になり、食品の選択が狭まります。大豆アレルギーの申告があった場合には、しょうゆやみその除去の必要性について、必ず主治医からの指示を確認するとよいでしょう。

ただし納豆については発酵食品ですが、しょうゆやみそほどにはアレルゲン性が低下していないようです。また食べる量も1人あたり40～50gほどになります。しょうゆやみそのように少量ではありませんので、大豆アレルギーの患者さんは一般的に納豆も除去することになります。また、納豆を摂取したときにだけアレルギー症状が出現する「納豆アレルギー」の方もいらっしゃいます。納豆の摂取可否についても医師の指示に従いましょう。

―大豆油についてはどうでしょう？ サラダ油やマーガリン、マヨネーズ等の原料に使われます。

大豆油の利用についても気になるところかと思いますが、十分に精製された大豆油には、大豆のたんぱく質が含まれないため、基本的には大豆アレルギーの患者さんでも大豆油を利用することができます。もし大豆油の除去を指示されているケースがありましたら、主治医に確認をしてみてください。

―豆乳についてはどうでしょう？

納豆や豆腐などの大豆加工食品の摂取が可能であっても、豆乳を摂取したときにだけアレルギー症状が出る方もいらっしゃいます。とくに成人における豆乳のアレルギーは、先ほど述べたカバノキ科の花粉アレルギーなどで、花粉との交差反応による「口腔アレルギー症候群（OAS）」である可能性も疑われます。「交差反応」とは、アレルギーの原因とは異なるものにおいても原因たんぱく質の構造が似ている場合、原因物質以外でも症状が誘発されることです。この場合は花粉がもともとの原因物質であるのに、原因の花粉と構造の似たたんぱく質を持つ大豆（豆乳）で症状が引き起こされます。（独）国民生活センターからも注意喚起が出ていますのでご一覧ください（http://www.kokusen.go.jp/news/data/n-20131205_1.html）。大豆の加熱や発酵によるアレルゲン性の変化についてはなかなか判断しにくいので、鶏卵（卵）、牛乳（乳）、小麦のアレルギーのある場合も同様でしたが、大豆アレルギーの場合も、自宅で摂取している量までの提供を給食で行うことは危険が伴います。

整理しますと、大豆アレルギーであっても除去不要であることが多いのは、みそ、しょうゆ、大豆油、大豆を除く豆類です。これら以外の大豆製品に関しては、大豆アレルギー患者さんには提供しないということが安全面から考えて大切なポイントかと思います。

―食物アレルギーの原因となる食品を加工して作られる調味料や食品が例外的に除去不要となることについてのお話が以前にもありました。大豆油や、しょうゆ、みそも同様でよろしいのでしょうか？

はい。大豆アレルギーの場合、大豆油、しょうゆ、みそは除去の必要がないことが多い調味料なので、除去が必要な場合にのみ、保育園の『管理指導表』では「除去食品で摂取不可能なもの」に主治医が○をつけます（27ページ）。念のため、もう一度見てみましょう。

―前章までの鶏卵での「卵殻カルシウム」、牛乳・乳製品での「乳糖」、小麦での「しょうゆ、酢、麦茶」もありますね。恥ずかしながら、ようやくきちんと理解できたような気がします。大豆アレルギーで他に注意すべきことはありますか？

特定原材料でないがゆえの盲点

大豆は、食品表示法に基づく食品表示での特定原材料7品目の中には入っていません。特定原材料に準ずるもの、つまり可能な限り表示することが推奨された20品目の中の1つですが、加工食品への原材料表示義務はない（ある場合は自主表記）ということをしっかり認識しておく必要があります。加工食品の

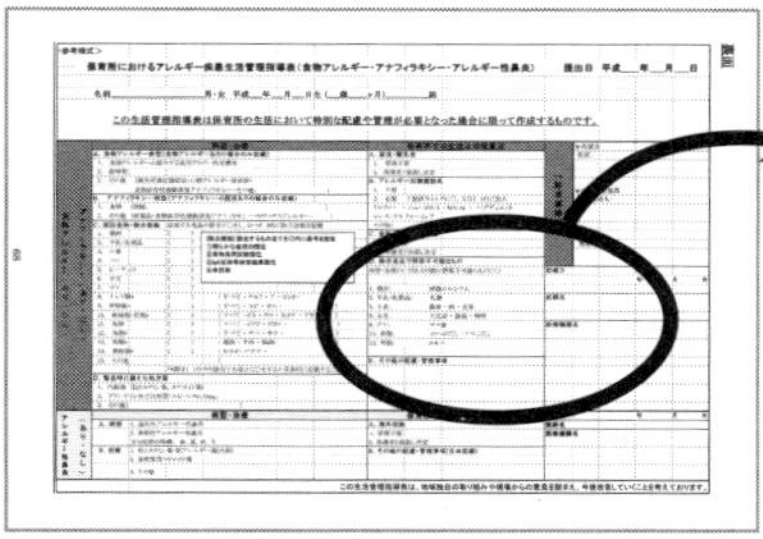

その他（　　　　　　　　　　　　　　）
C. 食物・食材を扱う活動
1. 管理不要
2. 保護者と相談し決定
D. 除去食品で摂取不可能なもの
病型・治療のCで除去の際に摂取不可能なものに○

1. 鶏卵:	卵殻カルシウム
2. 牛乳・乳製品:	乳糖
3. 小麦:	醤油・酢・麦茶
5. 大豆:	大豆油・醤油・味噌
6. ゴマ:	ゴマ油
11. 魚類:	かつおだし・いりこだし
12. 肉類:	エキス

E. その他の配慮・管理事項

先】
記載日
医師名
医療機

『保育所におけるアレルギー対応ガイドライン』の「生活指導管理表（裏）D欄「除去食品で摂取不可能なもの」

原材料に大豆が記載されていないからといって、その製品に大豆が使用されていないとは限りません。必ず食品メーカーに確認しなければなりません。

―そういえば、現在は大豆成分を使ったダイエット食品やアスリート向けのプロテインもあります。大豆由来のものを「ソイ」、乳由来のものを「ホエイ」とよんで用途で使い分けるそうです。また大豆レシチンやサポニン、イソフラボンを使ったサプリメントもあり、機能性成分としてわざわざ添加する食品もありますね。また乳化剤に大豆由来成分が使われていることもあるそうです。

はい。大豆に限らず、特定原材料でない食品のアレルギー対応では、原材料については、食品製造メーカーや業者に必ず問い合わせをして確認しましょう。

―特定原材料でない食品の食物アレルギーの患者さんたちにとっては、まだまだ生活しやすい社会にはなっていません。そのことを本当に痛感します。

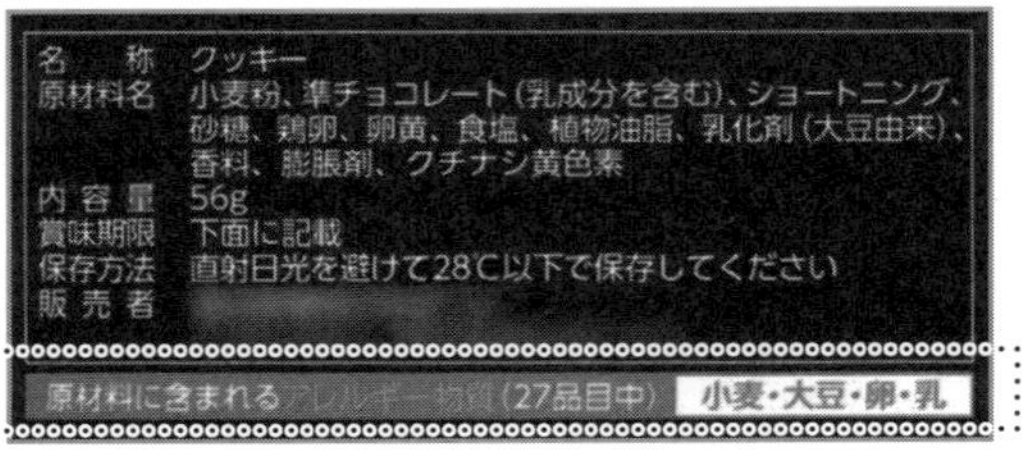

食品メーカーによる自主表記の例

この章のまとめ

＊大豆アレルギーの場合、大豆ではない豆類まで除去する必要はない。ただし、黒豆や枝豆は大豆の仲間なので、使用する豆が大豆の仲間か、大豆とは別種の豆かをきちんと把握し、不必要な除去をしないように注意する。またもやしの原料でも大豆を使っているものがある。

＊大豆アレルギーであっても、ほとんどの人はしょうゆやみそは発酵の過程でアレルゲン性がかなり低下するため、摂取できる。大豆油も基本的には利用することができる。ただし、医師への確認を忘れないこと。

＊大豆アレルギーでは、豆乳、豆腐、凍り豆腐、ゆば、油揚げ、厚揚げ、がんもどき、おから、きなこ、納豆など大豆加工製品も除去の対象となる。また節分の豆まきでも、大豆アレルギーのある子がいる場合は、大豆を利用しないなどの注意が必要である。

＊大豆は食品表示法に基づく食品表示での特定原材料7品目ではなく、加工食品への原材料表示義務はない。大豆は特定原材料に準ずるもの、つまり可能な限り表示することが推奨された20品目の中の食品。そのため加工食品の原材料に大豆が記載されていなくても、その製品に大豆が使用されていないとは限らない。大豆のように特定原材料ではない食品の食物アレルギーへの対応では、加工食品の原材料の詳細を食品製造メーカーや業者に必ず問い合わせをすることが大切である。

＊成人では豆乳などで、カバノキ科のシラカンバやハンノキの花粉症との交差反応が起こることも報告されている。

第7章 ピーナッツ、ナッツ、ごまアレルギーへの対応

「種実類」としてひとまとめにはできない

―「ピーナッツアレルギーだから、ナッツ類も全部除去しなければならない」と思われている方は意外に多いように思います。実際、「ミックスナッツ」などとしてまとめて売られていることも、そうした印象を強くしているのではないでしょうか?

そうですね。ピーナッツとナッツ類をまとめて除去されているケースは多々あるようですが、必ずしもまとめて除去する必要はありません。ピーナッツは、「落花生」や「南京豆」ともよばれ、マメ科ラッカセイ属の豆で地面の下にできます。ナッツ類とは種実類、いわゆる木の実類のことですので、そもそも植物としての類が異なります。ナッツ類には、アーモンド、カシューナッツ、ペカンナッツ、マカダミアナッツ、ピスタチオ、ヘーゼルナッツ、くるみなどがあります。アーモンドはバラ科サクラ属、カシューナッツはウルシ科、くるみはクルミ科クルミ属です。ごまは種実類には含まれていますが、木の実ではないので「ナッツ」には入らないですね。

このように植物の種類として、また食材としてピーナッツやアーモンドなどのナッツ類、ごまを考

えるとき、みなさんはそれぞれを区別して考えられていると思います。ところが、いざ食物アレルギー対応をするとなると、これらをひとまとめにして除去しなければならないと思い込まれている患者さんや栄養士の方々によくお会いします。

―栄養学の書籍などで「種実類」は、1つの食品群としてまとめられているせいでしょうか…。

そうかもしれませんね。食物アレルギーの原因となるものはたんぱく質ですが、ピーナッツ、アーモンドなどのナッツ類、ごまは、それぞれ原因となるたんぱく質が異なります。さらにナッツ類のアーモンド、カシューナッツ、くるみなどでも、一つひとつ原因となるたんぱく質が異なります。ですから、ピーナッツアレルギーだからといって、ナッツ類を必ずしも除去しなければならないわけではありません。

―「ナッツ類」「種実類」すべてに共通するアレルゲン（たんぱく質）があるのではないのですね。

はい。ピーナッツやナッツ類には、それぞれいくつかのたんぱく質が含まれており、その中でもアレルゲンとなる代表的なたんぱく質があります※。たとえば、ピーナッツの主要アレルゲンは、Ara h1～Ara h9などといわれるもので、アーモンドは、Pru du1～Pru du6などです。カシューナッツ

※アレルゲン名は食物の学名をもとにして、属（Genus）名の頭文字3文字と、種（Species）の1文字、および同定された順の通し番号で構成される。「Ara h1」はピーナッツ（落花生）（Arachis hypogaea）で、1番目に命名されたアレルゲンとなる。（出典：『食物アレルギー診療ガイドライン２０１６』）

の主要アレルゲンは、Ana o1～Ana o3で、くるみは、Jug r1～Jug r4といったように、それぞれの食品でアレルゲンが異なることをご理解いただければと思います。ピーナッツやアーモンドやカシューナッツなどにアレルギー反応を起こすかどうかは、他の食物アレルギーと同様に基本的には医師のもとで食物経口負荷試験を1品目ごとに行い、その結果に基づいて確認されます。

—なるほど。植物の種や属が異なるので、含まれる成分にも違いがあるのはよくわかります。

ただし、ピーナッツのアレルギーの患者さんがアーモンドのアレルギーを持っているということもありますし、アーモンドアレルギーの患者さんが他のナッツ類のアレルギーを持っているというケースはあります。でもだからといって「ピーナッツアレルギーだからナッツ類は除去しなければならない」という考え方にはならないということです。学校の児童および生徒の中で、ピーナッツやナッツ類などをまとめて除去されている方がいらっしゃったら、まずは食物経口負荷試験などによる適切な診断を受けているかの確認をしていただき、面談のときなどに必要最小限の食物除去が実践できるように話をしていただけるとよいと思います。

—必要最小限の食物除去は、食物アレルギー対応の鉄則です。ただピーナッツは、そばと同じく、症状をもつ人の数は少ない半面、症状が出たときに重篤なアナフィラキシーショックにまでいたるケースが多いと伺います。アメリカなどでは学内持ち込みを禁止している学校もあるそうですね。

はい。ピーナッツのアレルギー患者さんには、重篤な症状を起こす方の割合が高いことが知られています[*1]。また、ごまアレルギーの患者さんについても、食物負荷試験を受けた方で症状が出た方についての臓器別の内訳を見ると、呼吸器症状が50％以上であったことが報告されています[*2]。これらのアレルギーだけに限ったことではありませんが、誤って摂取し、症状が重篤化した場合の対応についてもしっかり対策を考えておくことが必要です。日本でも、ピーナッツを学校給食で使用禁止にしている自治体があります。ただし、各人の重症度は異なりますので、患者さんの状況に合わせて体制は考えるとよいでしょう。

—食物アレルギーでアナフィラキシーショックを誘発した原因食物の内訳として、鶏卵（26・1％）、乳製品（20％）、小麦（18・7％）、ピーナッツ（6.1％）、そば（3.5％）、えび（3.5％）、バナナ（2.2％）の順だったというデータがあります（平成17（2005）年度 厚生労働科学研究報告書）。

「アナフィラキシーは、ピーナッツやそばでしか起きない」と、ずっと思っていらした方にお会いしたこともありますが、実際にはアナフィラキシーの原因食物としては、鶏卵、牛乳、小麦が上位を占めています。学校給食では、患者さんの既往歴や重症度を把握して対応することが大切です。

ところで、ピーナッツやナッツ類、ごまなどは、パン類、菓子類、調味料類（ルウやたれなどを含む）など、いろいろなものに含まれることがあります。特定原材料のピーナッツは、容器包装された加工食品への表示義務がありますが、カシューナッツ、くるみ、ごまの3品目については、表示は推奨されてはいますが、表示義務はありません。さらにアーモンドなど他のナッツ類については表示義務も推奨もありません。ピーナッツ、ナッツ類、ごまアレルギーの給食対応を行う場合には、給食で使う食材について、詳細な原材料についての情報を業者さんから取り寄せるなどして、原材料を正確に把握するようにしてください。原材料が曖昧な状況では、食物アレルギー対応を安全に行うことができません。

―大豆と同じジレンマですね。ほかに気をつけなければならないことはありますか？

加熱によるアレルゲン性の増加やごま油の取り扱いについて

ピーナッツのアレルゲンは、焙煎（加熱）するほどアレルゲン性（アレルギーを引き起こす強さ）が強くなることが知られています*3。また糖類と共に加熱するとメイラード反応を起こし、アレルゲンが増強することも示唆されています*4。

―本当ですか。まったく知りませんでした。

一般的に食品のアレルゲン性は加熱をすると弱まるという解釈をされる方がいらっしゃいますが、

加熱によってアレルゲン性が弱まるのか、強くなるのか、または変わらないのかはアレルゲンによって異なるということも、ぜひ知っておいていただきたいことです。

―とても大事です。

ごまアレルギーの場合、「ごま油を使用できるのか」といったご質問もよく受けますが、これは個人差がありますので一般論でお話しすることは難しいです。精製度の高いごま油であれば（ごまのたんぱく質がほぼ含まれていないごま油であれば）、ごまアレルギーの方でも摂取して症状が出ないというケースもありますし、ごま油の摂取でも症状の出る方もいらっしゃいます。患者さんに食物経口負荷試験を受けてもらって確認するとよいでしょう。

―大豆アレルギーのときの大豆油は、除去の必要はないことが多いということでしたが、ごまアレルギーでのごま油については、そのニュアンスが少し異なるということですね。どちらも『管理指導表』で、調味料の摂取可否の項目としてあります。最初に「種実類」としてナッツ類をひとまとめにして考えてしまう在り方に注意を促されましたが、先ほどの加熱でアレルゲン性が強くなるというピーナッツの特性も含め、やはり個々の食品についてのきちんとした情報を得ておくことが大切ですね。

＊1　Ito K, Morishita M, Ohshima M, *et al.*(2005)“Cross-reactive carbohydrate determinant contributes to the false positive IgE antibody to peanut”, *Allergo Int*, 54,387-392

＊2　海老澤元宏 編（2013）『症例を通して学ぶ年代別食物アレルギーのすべて』，南山堂

＊3　Maleki SJ, Chung SY, Champagne ET（2000）“The effect of roasting on the allergenic properties of peanut proteins”, *J Allergy Clin Immunol*, 106, 763-768

＊4　Stanley JS, King N, Burks AW, *et al.*（1997）“Identification and mutuational analysis of the immunodominant IgE binding epitopes of the major peanut allergen Ara h2”, *Archives of Biochemistry and Biophysics*, 342, 244-253

この章のまとめ

＊除去する場合に、ひとくくりにされることが多いナッツ類や種実類だが、個々に生物学的な種や属が異なり、当然、アレルギーの原因となるたんぱく質にも違いがある。

＊ナッツ類や種実類をまとめて除去申請している子がいたら、食物経口負荷試験などによる適切な診断を受けているかの確認を行う。受けていない場合、必要最小限の食物除去ができるよう、保護者に負荷試験の説明をする。

＊ピーナッツやそばの食物アレルギーでは、アナフィラキシーショックなど重篤な症状を起こす割合が高いことが知られる。しかし、「アナフィラキシーショックはピーナッツやそばでしか起こらない」とするのは誤り。実際、アナフィラキシーの原因食物としては鶏卵、牛乳、小麦の方が上位を占める。子どもの既往歴や重症度を把握して対応することが大切。

＊ごまアレルギーでも、呼吸器症状が出るなどして重篤化することがある。食物アレルギー対応では、誤って摂取した場合、どのような症状が出やすいかについての情報を保護者からきちんと得て、あらかじめ対策を考えておくことが必要。

＊ピーナッツの場合、焙煎（加熱）するほどアレルゲン性が強くなる。つまり、すべてのアレルゲンが加熱によってアレルゲン性が弱くなるわけではない。

＊ピーナッツ、ナッツ類、ごまは、パン類、菓子類、調味料（ルウやたれなどを含む）など、いろいろなものに含まれる。表示義務のないものもあり、原材料の詳細を業者から取り寄せるなどして、原材料を正確に把握しておく。

＊ごまアレルギーの場合、「ごま油」を使用できるケースもあるが、大豆の大豆油のケースとは異なり、個人差が大きい。食物経口負荷試験で摂取の可否を確認するとよい。

第８章
肉類、魚類、甲殻類、軟体類、貝類アレルギーへの対応

魚類では種類が多すぎるゆえの難しさも

—給食でも主菜に肉や魚が多用されます。これらの食品の食物アレルギーについて伺います。

まず、肉類の食物アレルギーの報告はあまり多くありません。ときどき「鶏卵（卵）アレルギーだから鶏肉も除去します」とか、「牛乳アレルギーだから牛肉も食べられないと医師から指示を受けました」とおっしゃる方をお見かけしますが、鶏卵（卵）アレルギーや、牛乳アレルギーの章で説明したように、鶏卵と鶏肉、また牛乳と牛肉をセットで除去することは適切ではありません。

—はい、そうでした。

ただし、だからといって鶏肉、牛肉、また豚肉のアレルギーの方がまったくいないわけではありません。食物経口負荷試験などに基づいた適切な診断を受け、医師より除去を指示されている場合、該当する肉を除去することになります。しかしながら、すべての肉類を除去しなければならないといっ

たケースは、ほぼないと思います。また肉類では、ほかにウサギ肉、馬肉、いのしし肉、カンガルー肉などの食用肉もあります。これらの肉については摂取頻度が少ないことも影響しているかもしれませんが、アレルギーの報告はほぼありません。

―わかりました。では次に魚について教えてください。

魚の主要アレルゲンは「パルブアルブミン」というたんぱく質で、パルブアルブミンは交差抗原性を示すため、ある種の魚にアレルギーのある人はほかの魚にもアレルギー反応を起こすことがあります*1。

―「交差抗原性」については、大豆の章で花粉症がある方が豆乳で起こすケースを教えていただきましたね。本で調べましたら花粉症の人が、果物や野菜などで口や口腔粘膜に症状が出る「口腔アレルギー症候群（OAS)」と、ラテックス（天然ゴム）にアレルギーのある人が、アボカド、バナナ、キウイフルーツ、くりなどを摂取して症状を起こす「ラテックス‐フルーツ症候群」がとくに知られています。もともと感作を起こした食べ物と、症状を引き起こす食べ物が一対一の対応をしないのが特徴といい、生物の進化の過程で、比較的近い科同士の植物や生物の間で起こりやすいそうです*2。

はい。交差反応を起こす可能性のある魚を調べるといっても、魚は肉に比べて種類が多く、すべての魚について食物経口負荷試験を行うことは現実的にはとても難しいのです。そのため日常的に家庭や学校給食などでよく利用される魚を中心に食物経口負荷試験を行って、除去するべきかどうかが確認されます。

—確かに。日本近海に生息する魚はざっと4000種、うち市場等で食用魚として扱われるものは、一説に60〜120種くらいあるといわれます。しかも「○○類」とまとめての数字だといい、正確な種類の数はわからないそうです。だから食物アレルギー対応でも、便宜的に「魚アレルギー」とまとめて扱っているのですね。

「だし」についての考え方と「青魚」というくくりの問題

ただし、魚アレルギーであっても、かつおぶしやいりこなどの魚からとるだしには、魚のたんぱく質はあまり含まれないため、「かつおだし」や「いりこだし」などのだしの摂取は可能であるケースが多いです。そして、だしのみでも摂取できれば、患者さんの生活の質（QOL）は上がります。

学校給食では「提供するか・しないか」のどちらかの対応が原則ですが、魚アレルギーの場合、だしまで除去の対応すると、かえって対応が大変になります。魚のだしが自宅で摂取可能となっているケースであれば、給食でのだしの提供は可能であるということは、文部科学省の『学校給食における食物アレルギー対応指針』（同書P19）にも明記されています。

—鶏卵のときと同じですね。魚のだしが使えないと、日本では料理の選択肢がかなり狭まります。
それから魚アレルギーに関してよく誤解されていることについてお話しします。「青魚は怖い食べ物だ」「青魚はアレルギーの原因になりやすいから避けた方がよい」などと思われている方がいらっしゃいます。

—はい。「青魚」または「青背の魚」ということで、さばやかつお、それからダツ目のさんま、とびうおなどをまとめて指すことが多いですね。漠然としたイメージですが、ＤＨＡやＥＰＡが豊富な赤身の魚といったところでしょうか。

じつは結論から申し上げますと、食物アレルギーに関して「青魚アレルギー」というくくりは、本来は存在しません。

—えっ、そうなのですか！

まず「青魚」という定義が曖昧で、青魚とは具体的にどの魚のことを指すのかよくわかりません。専門医で「青魚アレルギー」と診断をされる医師はいらっしゃいません。

―ただ「青魚はダメ」という方は、いらっしゃる気がします…

はい。さばなどは傷みやすい魚として知られており、さばを生の状態、つまり、お刺し身で食べることは、一般的には少ないですよね。

―「さばの生き腐れ」ともいいますし…。刺し身はよほど新鮮なものでない限り出されませんね。

さばなどの魚は、ヒスチジンという物質を含んでいて、鮮度が落ちてくるとこのヒスチジンがヒスタミンに変化します。そしてこのヒスタミンを摂取することによって、皮膚のかゆみなどが起こる体質の方がいらっしゃいます。しかし、これは食物アレルギー（魚アレルギー）とは別の病態で、「ヒスタミン中毒」といいます。

―俗に「さばに当たる」というものですね。私の母も一度〝大当たり〟してからは、まったく口にしなくなりました。

そうでしたか。そういうご経験があると口にしにくくなりますね。実際のところ、お医者さんによっては、さばを食べてじんましんが出たという理由で、「さばアレルギー」あるいは「青魚アレルギー」であると診断されるケースはあるようです。

―そうですか。「青魚アレルギー」は診断としては厳密性を欠く、不正確なものなのですね。

本来は専門の医師のもとで、さばなどの魚のアレルギーなのか、その場合は何の魚を除去するのか、ヒスタミンによる症状なのかを診断してもらう必要があります。さらに「アニサキスアレルギー」といって、魚に寄生しているアニサキスが原因で食物アレルギーの症状が出るケースがあります。

―あっ、それは最近、私も知りました。魚の寄生虫がご専門の先生に教えていただいたのですが、アレルゲンが魚のたんぱく質ではなく、そこに寄生するアニサキスのものである場合ですね。さらに「野生生物」である天然魚の場合、寄生虫はつきものと考えた方がよいとも教えていただきました[*3]。

はい、こちらも魚アレルギーと混同しやすいので知っておいていただけるとよいかと思います。

えび・かになど甲殻類のアレルギーについて

―10代前後以降、原因食物のトップになる甲殻類についてはいかがでしょう?

甲殻類（えび、かに）のアレルギーの主要アレルゲンは「トロポミオシン」というたんぱく質で、Pen m 1（ブラックタイガー）、Cra c 1（小えび）、Cha f 1（シマイガニ）などの種類があります[*1]。

このため、えびの摂取では症状が出るがかにの摂取では症状が出ないというようなケースもありますが、詳細は食物経口負荷試験にて確認することになります。その確認ができていなければ、「甲殻類アレルギー」として、えび・かにをまとめて除去するケースが多いと思います。

――「甲殻類」のくくりもあくまで魚と同じく、食物経口負荷試験で正確な種類まで確定できない場合の便宜的なものなのですね。ところで、えび・かにでは、一昔前はちりめんじゃこなどに、それらの幼生が混入していたケースもあったとそうです。そうしたことがありうることを知らないと、なかなか気づきにくいと思いました。もちろん今は、工場の方で注意してかなり取り除かれているようですが…。

そのことにも関連するかもしれませんが、のり

表8　年齢別の食物アレルギー原因食物

年齢群	0歳	1歳	2,3歳	4～6歳	7～19歳	20歳以上	合計
症例数	1270	699	594	454	499	366	3882
第1位	鶏卵 (62.1%)	鶏卵 (44.6%)	鶏卵 (30.1%)	鶏卵 (23.3%)	甲殻類 (16.0%)	甲殻類 (18.0%)	鶏卵 (38.3%)
第2位	牛乳 (20.1%)	牛乳 (15.9%)	牛乳 (19.7%)	牛乳 (18.5%)	鶏卵 (15.2%)	小麦 (14.8%)	牛乳 (15.9%)
第3位	小麦 (7.1%)	小麦 (7.0%)	小麦 (7.7%)	甲殻類 (9.0%)	そば (10.8%)	果物類 (12.8%)	小麦 (8.0%)
第4位		魚卵 (6.7%)	ピーナッツ (5.2%)	果物類 (8.8%)	小麦 (9.6%)	魚類 (11.2%)	甲殻類 (6.2%)
第5位			果物類 甲殻類 (5.1%)	ピーナッツ (6.2%)	果物類 (9.0%)	そば (7.1%)	果物類 (6.0%)
第6位				そば (5.9%)	牛乳 (8.2%)	鶏卵 (6.6%)	そば (4.6%)
第7位				小麦 (5.3%)	魚類 (7.4%)		魚類 (4.4%)

宇理須厚雄・近藤直実監修，日本小児アレルギー学会（2011）『食物アレルギー診療ガイドライン 2012』より一部改変

（海苔）の原材料表示欄外に『えび・かに』の生息する海域で採取しています」という表示がある場合、「その〝のり〟をえびアレルギーや甲殻類アレルギーの方に提供してよいか？」といった質問をいただくことがあります。一般論として、甲殻類アレルギーの方であっても、このような表示のある〝のり〟を摂取することは可能なことが多いです。甲殻類アレルギーの患者さんに、のりをご自宅で摂取されているかお聞きして、摂取されていれば、のりを学校給食でも提供できると思います。

―リスクマネジメントの問題かもしれません。のりの加工時にえびやかにの生体の一部が混入するというケースは考えられなくはないけれど、たとえあったとしても非常にまれだし、かつ微量だということですね。普段、のりを自宅で食べていて問題がないようだったら、給食でも提供できると考えてよい。もちろん万が一、症状が誘発されたときは、きちんと対応ができるということも大切ですね。

表9　年齢別新規発症の原因食物（n=1,706）

<table>
<tr><th>年齢群</th><th>0歳</th><th>1歳</th><th>2,3歳</th><th>4～6歳</th><th>7～19歳</th><th>20歳以上</th></tr>
<tr><td>症例数</td><td>884</td><td>317</td><td>173</td><td>109</td><td>123</td><td>100</td></tr>
<tr><td>第1位</td><td>鶏卵
(57.6%)</td><td>鶏卵
(39.1%)</td><td>魚卵
(20.2%)</td><td>果物
(16.5%)</td><td>甲殻類
(17.1%)</td><td>小麦
(38.0%)</td></tr>
<tr><td>第2位</td><td>牛乳
(24.3%)</td><td>魚卵
(12.9%)</td><td>鶏卵
(13.9%)</td><td>鶏卵
(15.6%)</td><td>果物
(13.0%)</td><td>魚類
(13.0%)</td></tr>
<tr><td>第3位</td><td>小麦
(12.7%)</td><td>牛乳
(10.1%)</td><td>ピーナッツ
(11.6%)</td><td>ピーナッツ
(11.0%)</td><td rowspan="2">鶏卵
小麦
(9.8%)</td><td>甲殻類
(10.0%)</td></tr>
<tr><td>第4位</td><td></td><td>ピーナッツ
(7.9%)</td><td>ナッツ類
(11.0%)</td><td rowspan="2">そば
魚卵
(9.2%)</td><td>果物
(7.0%)</td></tr>
<tr><td>第5位</td><td></td><td>果物
(6.0%)</td><td>果物
(8.7%)</td><td>そば
(8.9%)</td><td></td></tr>
</table>

※年齢群ごとに5%以上を占めるものを上位第5位まで記載
（今井孝成，ほか，(2016)『アレルギー』，65：942-6より）

はい。ご自宅での摂取状況などをきちんとお聞きしてください。もちろん極微量の摂取でも重篤な症状が出る方もいらっしゃいますので、その場合は除去が必要な場合もあると思います。

—そういえば、小麦についての章で、食後に運動を行うことでアナフィラキシーの症状が出る原因食物ということで、この甲殻類も上位に上がっていました。とくに小学校中学年から高校生までの、運動負荷が多くなる年齢で起こりやすいそうですが…。

はい。甲殻類も食物依存性運動誘発アナフィラキシー（FDEIA）の原因食物として上位に挙がっています。通常、患者さんは「甲殻類を摂取してから2～4時間程度は運動を控える」または「甲殻類を摂取しなければ運動は可能である」といった診断を受けていると思います。しかし、食物依存性運動誘発アレルギーの場合は、子どもに運動を制限することは難しいので、給食では甲殻類は除去することになります。

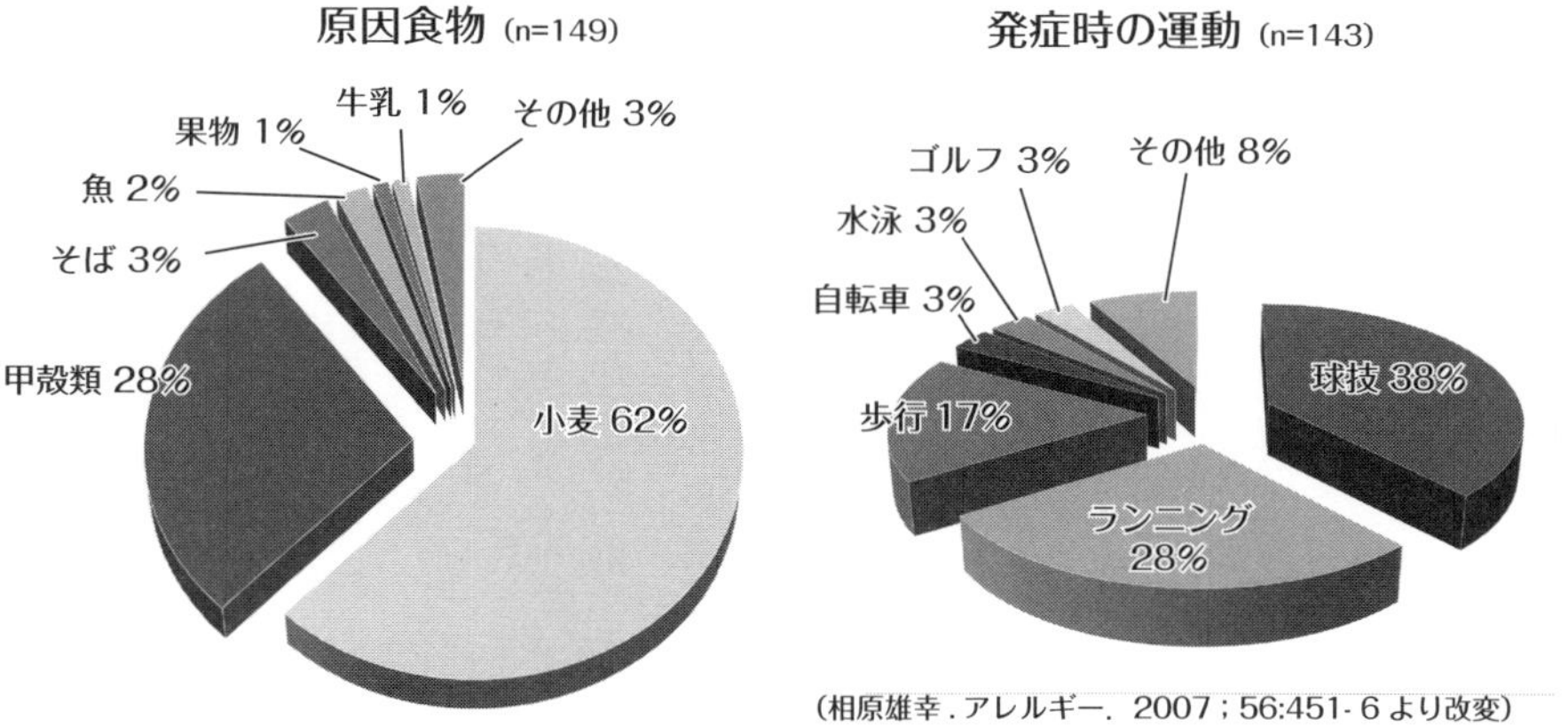

(相原雄幸．アレルギー．2007；56:451-6 より改変)

図4 日本での食物依存性運動誘発アナフィラキシー（FDEIA）原因食物と発症時の運動

海老澤元宏・伊藤浩明・藤澤隆夫監修，日本小児アレルギー学会（2016）『食物アレルギー診療ガイドライン2016』より

いか・たこ、貝類のアレルギー

―いか、たこについてはいかがですか？

軟体類（たこ、いか）のアレルギーの主要アレルゲンも「トロポミオシン」というたんぱく質で、Tod p 1（いか）などの種類があげられます[＊1]。２００８（平成20）年に行われた調査結果によると、わが国におけるえびアレルギーは３％、かにアレルギーは0.9％、いかアレルギーは0.4％で、たこアレルギーの報告はありませんでした[＊1，4]。ただし私が以前、勤務していた医院では、たこのアレルギーの患者さんもいましたので「たこアレルギーの患者さんがまったくいない」ということではありません。

―えび、かに、いかとすべてに食物アレルギーがあるという方はいらっしゃいますか？

詳細はデータはわかりませんが、えび、かに、いか、たこ、そして貝すべてにアレルギーがあるという方はあまり多くないと思います。

じつは貝のアレルゲンも「トロポミオシン」です[＊1]。貝にもいろいろ種類がありますが、こちらも肉、魚同様に、ひとくくりにして除去してしまうことは適切ではありません。

医院によっては、食物経口負荷試験で、あさり、ほたてなど種類ごとに負荷試験を受けることができます。また、かき（牡蠣）のアレルギーであっても、オイスターソースの利用は可能であるという患者さんもいます。

―種実類の章でも強調されていましたが、「必要最小限の除去」という食物アレルギー対応の原則を忘れず、「○○類」としてひとくくりにして機械的に除去してしまう前に、可能であれば食物経口負荷試験を受け、食べられるものは除去しない方向で考えることが大切ですね。

最後に、調理などによるアレルゲン性（アレルギーを引き起こす強さ）の変化も気になるところかと思いますが、トロポミオシンは加熱による構造変化はあまりしないため、加熱調理によるアレルゲン性の低下は期待できません[*1]。

また魚のパルブアルブミンも耐熱性といわれていますが、缶詰の魚は焼き魚や煮魚よりもアレルゲン性が低下していることがわかっており、臨床の現場では、魚アレルギーの患者さんには、だしの次に缶詰を試してもらうことが多いです[*1]。

＊1　海老澤元宏 編（2013）『症例を通して学ぶ年代別食物アレルギーのすべて』，南山堂
＊2　厚生労働省科学研究班（2011）『食物アレルギーの栄養指導の手引き2011』
＊3　横山博（2014）「魚の寄生虫の知識と対策」，『月刊 食育フォーラム』，健学社，14（12） pp.24-33
＊4　平成20（2008）年 即時型食物アレルギー全国モニタリング調査結果

この章のまとめ

＊肉類についての食物アレルギーの報告は少ない。ただし肉類のアレルギーが皆無というわけではない。

＊魚アレルギーの主要アレルゲンは「パルブアルブミン」というたんぱく質で、交差抗原性を示すため、ある種の魚にアレルギーのある人は、ほかの魚にもアレルギー反応を起こすことがある。ただし、すべての魚について食物経口負荷試験を行うことは現実的には困難で、日常的に家庭や学校給食などでよく利用される魚を中心に食物経口負荷試験を行い、除去するべきかどうか確認される。

＊魚アレルギーであっても、かつおぶしやいりこなどの魚からとるだしには、魚のたんぱく質があまり含まれないため、摂取可能であるケースが多い。

＊「青魚アレルギー」は存在しない（「青魚」という定義が曖昧なため）。アレルギーとは別の病態の「ヒスタミン中毒」のケースがあるので、専門の医師による正確な診断を受けて対応するのが望ましい。

＊甲殻類（えび、かに）のアレルギーの主要アレルゲンは「トロポミオシン」で、軟体類（たこ、いかなど）や貝類の主要アレルゲンも同じ「トロポミオシン」。ただし種の間でアミノ酸配列が微妙に異なる。甲殻類、軟体類、貝類すべてにアレルギーのある人は少ない。詳細は食物経口負荷試験にて確認することになる。「必要最小限の除去」という原則をつねに忘れない。

＊甲殻類は小麦に次ぎ、食物依存性運動誘発アレルギーの原因の上位食品。医師から指示のある場合、給食でも除去をする。はじめて発症したケースでも冷静に対応できるように緊急時の対応を決めておく。

第9章 野菜類、果物類、いも類のアレルギーへの対応

野菜や果物もアレルギーの原因になりうる

食物アレルギーの原因となるものは食品に含まれるたんぱく質である、ということはこれまでの回の内容でも何度も申し上げておりますので、みなさんもよくおわかりかと思います。でも「野菜や果物にはたんぱく質が含まれていないから、食物アレルギーの原因にならないのでは?」というご質問をいただくことがあります。じつは、野菜や果物、そしていもにも、たんぱく質（アレルゲン）は含まれていますので、食物アレルギーの原因になり得ます。

—栄養素の働きによる赤・黄・緑の3つのグループや6群の食品分類に慣れてしまうと、あたかもある食品にはその群の代表的な栄養素しか含まれないといった印象を持ちやすいからでしょうか。家庭科や食育で栄養素の学習をするときには、誤解が生じないよう注意する必要もありそうです。

はい。野菜アレルギーと果物のアレルギーには、即時型アレルギー（アレルゲンを摂取して、おもに2時間以内に皮膚症状や粘膜症状など何らかの症状が出る）のほかに、口腔アレルギー症候群（Oral

Allergy Syndrome : OAS）が報告されています。これは果物や野菜などを摂取した後に口唇や口腔粘膜にかゆみなどが現れるものです。成人の場合、多くは花粉アレルゲンと野菜や果物のアレルゲンの交差反応によって起こるといわれています*1。

―「交差抗原性」については、前章の魚アレルギー等でも話題にしましたね。

口腔アレルギー症候群(OAS)は、花粉症に合併することが多く、カバノキ科ハンノキ属(ハンノキ)・カバノキ属（シラカンバ）の花粉症ではバラ科の果物（りんご、桃、さくらんぼなど）と、イネ科とブタクサの花粉症はウリ科の果物（メロン、すいかなど）と、ヨモギの花粉症はセリ科の野菜（セロリ、にんじんなど）と交差反応しやすいといわれています*1。

―花粉症と食物アレルギーが一緒に起こってしまうなんて、何だかびっくりします。そういえばお医者さんや看護師さんの間で、「ラテックス・フルーツ症候群」というものが起こり、問題となったと伺ったことがあります。こちらはどういうものですか？

天然ゴム製品に接触することによって起こる、じんましん、アナフィラキシーショック、喘息発作などの即時型アレルギー反応を「ラテックスアレルギー」といいます。さらにラテックスの主要アレルゲンであるヘベインが、アボカド、くり、バナナなどに含まれるたんぱく質と交差反応を示すため、ラテックスアレルゲンに感作されている人が、アボカド、バナナなどを食べるとじんましんやアナフィラキシーショックを誘発する場合があります。これが「ラテックス・フルーツ症候群」といわれるものです*1，2，3。

―どちらも交差反応性によるアレルギーなのですね。ところで口腔アレルギー症候群（OAS）でも重症化することはあるのですか？

はい。口腔アレルギー症候群の場合は、口の中や口の周りの症状が多いのですが、アナフィラキシーやアナフィラキシーショックの可能性がないわけではありません。他の即時型アレルギーの場合と同様に、学校給食での対応でも患者個人の状況に合わせて慎重に検討する必要があります。

―私もマンゴーで口の周りがよくかぶれますが、「かぶれ」は「じんましん」の俗称です。食物アレルギーの可能性も疑って、もっと気をつけた方がよいのかもしれません。ところで、野菜や果物のアレルギー対応ではどういった点に注意すればよいのでしょうか？

野菜や果物のアレルギーの場合は、生の状態で食べると症状が出るが、加熱してあれば症状が出ないといったケースもあります。たとえば「生のトマトを食べると口腔アレルギー症候群（OAS）の症状が出るが、加熱してあるトマト（ケチャップ、トマトピューレ、トマトの煮込みなど）を食べても症状が出ない」、または「生のりんごを摂取すると症状が出るが、加熱してあるりんご（りんごジャム、りんごの煮たものを利用したアップルパイなど）の摂取では症状が出ない」といったようなことがあります。このように、生の野菜や果物を加熱することによって、アレルゲン性が低減し、症状が出ない、または軽減されることはあります。

―火を通せば大丈夫なのですか？

いえ、そうとは限りません。たとえば果物のアレルゲンはもともと加熱に強い（加熱しても変性しにくい）性質をもっていますので、「生の桃の摂取でも症状が出るし、加熱してある桃（桃のジャム、桃の缶詰など）を摂取しても症状が出る」というケースもあります。給食の場合、消毒・洗浄してから生食で提供されることもある果物やミニトマトなどについては、患者さんが食べて問題がないかは個人によって異なるかと思いますので、自宅での摂取状況を確認して対応するとよいでしょう。

―なるほど。患者さんによってケースバイケースなのですね。

したがって、生の野菜や果物は除去しなければならないが、加熱してある野菜や果物の提供は可、というように安易に判断することは安全面から考えて避けなければなりません。個人によって摂取可能状況は異なりますので、主治医の指示に従って対応することになります。

いも類と果物類について

—わかりました。では先ほどの6群の食品群では穀類に分類されますが、じゃがいも、さつまいもなどいも類についてはいかがですか？

いも類の中では、さつまいもは原因食物としては挙がりにくいものかと思います。じゃがいもは食物アレルギーに配慮された加工品に利用されていることが多いのですが、じつはじゃがいものアレルギーの方はいます。やまいものアレルギーは、いも類の中では最も多いですね。
また、かぼちゃはいも類ではありませんが、かぼちゃアレルギーの方は非常に少ないと思います。

—そうなんですか。「かぼちゃ」といえばシンデレラの馬車になった食べ物ですが、弱い者の味方みたいで頼もしいですね。果物については、そんな「かぼちゃ」にあたるものはないのですか？

学校給食で利用できる安全な果物について聞かれることもあります。『食物アレルギーの診療の手引き２０１４』にも報告されていますように、7～19歳の新規発症の原因食物の中では、甲殻類が17％で最も多く、果物類が13％で2番目に多い食物として報告されています*4。つまり、果物のアレルギーを7歳以降に新規で発症する方がそれなりにいらっしゃるということになります。果物アレルギーは、キウイフルーツ、バナナ、さらに桃やりんごなどのバラ科の果物などさまざまな果物が原因で発症します。先ほどおっしゃっていたマンゴーのアレルギーの方もいらっしゃいます。「絶対に安全な果物はあるのか」といった問いにお答えするのは、大変に難しいことがわかっていただけると思います。

—いも類を代替できるかぼちゃのような存在を果物類で見つけるのは難しいのですね。

そうですね。少し前のデータで、平成20年度の独立行政法人日本スポーツ振興センター災害給付データによりますと、学校給食における食物アレルギー発生の原因食物としては、キウイフルーツが上位にあがっています。(下図)

キウイフルーツは集団給食では提供しやすい食品です。最近のデータはまた少し変わってきているとは思いますが、食物アレルギーの新規発症の可能性を考え

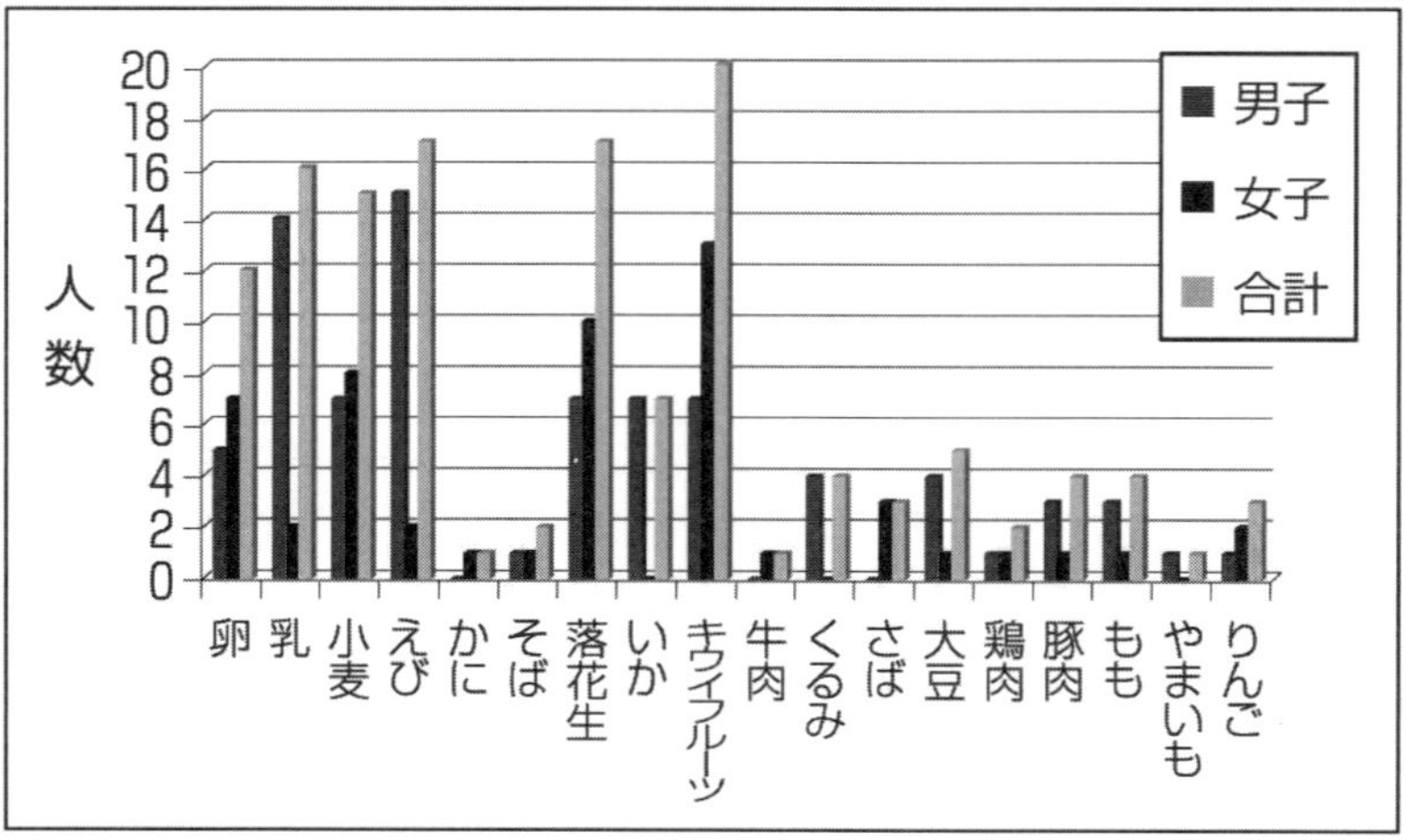

図5 学校給食における食物アレルギー発生原因食物

出典：独立行政法人日本スポーツ振興センター(2010.05)「学校安全Web・地域だより・東京地域『第42回 学校給食における食物アレルギーについて』」

ると使いにくい食材なのかなという気もします。このキウイフルーツなど、献立として取り立てて使用せずに済ませられそうな食品については、給食ではできるだけ利用しないという方針をとっている自治体や施設もあるようです。

―そばについては学校給食では使用しないことが申し合わされていますし、同じくピーナッツについても、万一発生した場合に重篤な症状になりやすいとされるため使用を控える自治体があります。さらに洗浄等の衛生管理面からいえば、とくに一度に何千食も調理する給食センターなどにおいては、キウイフルーツやいちごといった、果皮に毛やへたがあり、凹凸の多い果物は、実際のところなかなか使いにくいといった声もお聞きしたことがあります。一般的に、生の果物を給食で出す場合、加熱して殺菌・消毒ができないため、食べる側からはなかなか想像しにくいご苦労が調理現場で多いということはもっと広く知られてよいですね。

本当におっしゃる通りだと思います。

―一方で、キウイフルーツを地域の特産品として消費を推進する自治体もあります。果物は最近、家庭での消費量が減ってきていますし、子どもたちの食経験を豊かにし、栄養バランスのとれた食事を実践していくうえでも、果物は給食で積極的に取り入れていきたい食品の一つです。その点からいうと、キウイフルーツについては、そばやピーナッツとは少し違った扱いも必要なのかなという印象を持っています。なかなか悩ましい問題ですが…。

はい、悩ましいです。各現場での実情に合わせた対応をしていただければと思います。ところで給食での果物のアレルギーの対応として、バナナ、みかん、キウイフルーツなど果物が単独で提供される場合、「本人が取り除くことが可能なので給食対応は、とくに不要」という考え方をされている給食施設の方にときどきお会いすることがあります。しかしこれは、すべての児童・生徒に当てはめることができない対応ですので、危険が伴います。

—と、おっしゃいますと…

とくに小学校低学年のお子さんなどの場合、自分で取り除く判断ができない場合もありますし、中高学年のお子さんでも、周りのお友だちの目線が気になって残すことができずに、症状が出るとわかっていながら食べてしまう、というような状況も十分に考えられます。食物アレルギーの対応では、除去食物と申請されている食物は提供しないことが基本となりますので、児童・生徒本人に食べるか食べないかの判断をさせること（取り除かせること）はおすすめできません。

キシリトール、エリスリトール等の甘味料について

―ところで野菜・果物アレルギーから少し離れてしまうかもしれませんが、最近、エリスリトールなどの人工甘味料についても食物アレルギーが起こりうるというニュースを耳にしました。エリスリトールは果物などにも含まれている糖アルコールですが、そのあたりについてはいかがですか？

そうですね、最近、エリスリトールなどの人工甘味料が含まれる低エネルギーの食品（ダイエット用の食品）を摂取したことが原因で食物アレルギーを発症する例が報告されているようです。ただ、果物の食物アレルギーとはまた別の問題だと思います。そのメカニズムなどもこれから明らかになってくるのではないかと思います。

―キシリトールやステビアは添加物としての表示が義務づけられていますが、エリスリトールはもともと糖アルコールに分類されているため、表示されないケースもあるそうですね。

はい。エリスリトールは添加物ではなく食品に分類されているため、容器包装された加工食品への表示義務はありません。エリスリトールが原因と思われる食物アレルギーを発症された方は、食品の選択の際には食品メーカーに原材料をお問い合わせいただく必要があります。

この章のまとめ

＊野菜と果物においても食物アレルギーは起こりうる。原因は他と同じく、食品中に含まれるたんぱく質によるもの。

＊野菜と果物のアレルギーでは、口腔アレルギー症候群（OAS）が報告されている。口唇・口腔粘膜に症状が出ることが多いが、ときに重症化することもある。花粉症に合併することが多く、アレルゲンとなる花粉と野菜・果物中のたんぱく質の交差反応で起こると考えられている。

＊「ラテックスアレルギー」では、天然ゴム製品に接触することによって、じんましん、アナフィラキシーショック、喘息発作などを引き起こすことがある。またラテックスアレルゲンに感作した人が、アボカド、バナナなどを食べることで、じんましんやアナフィラキシーショックを起こす場合がある。これをとくに「ラテックス＝フルーツ症候群」とよぶ。

＊いも類でも食物アレルギーは起こりうる。やまいもでの発生例が最も多いが、じゃがいもでも報告例がある。

＊果物は7～19歳の食物アレルギー新規発症の原因食物の中では、甲殻類に次いで2番目に多い食物として報告されている。学校給食ではキウイフルーツアレルギーの新規発生例が多いという報告もあり、給食で提供することを控えている自治体や施設もある。

＊果物が単独で提供される場合、「本人が取り除くことが可能なので給食対応は特に不要」という考え方をしてはいけない。年齢を問わず、すべての児童・生徒には当てはめることができない対応であり、大変危険が伴う。食物アレルギー対応では、除去食物と申請された食物は提供しないことが基本。児童・生徒本人自身に食べるか食べないかの判断をさせることは勧められない。

【参考文献】
＊1　厚生労働科学研究班（2011）『食物アレルギーの診療の手引き 2011』
＊2　海老澤元宏編（2009）『小児科臨床ピクシス 第Ⅰ期5 年代別アレルギー疾患への対応 全訂新版』，中山書店
＊3　日本ラテックスアレルギー研究会 HP「どんな病気？」（http://latex.kenkyuukai.jp/special/?id=1270）
＊4　平成23（2011）年即時型食物アレルギー全国モニタリング調査結果

実務・管理面での注意点

第10章　アレルギー表示について

特定原材料とそれに準ずるものの扱いに注意

―この章からは、とくに実務面や管理面についてのお話を伺っていこうと思います。まずは食物アレルギー対応のための食品表示の見方、情報の読み取り方についてです。

食物アレルギーの給食対応は安全であることが最も優先されますが、そのためにはアレルギー表示について正しく理解しておくことも必要です。これまでの回でもアレルギー物質を含む食品表示については少しずつふれてきましたが、ここであらためてまとめてみます。

食物アレルギー患者さんの原因食物を適切に除去するためには、各食品に含まれる原材料を正確に把握することが大切です。わが国では、平成14（2002）年4月以降に製造、加工、輸入された容器包装されている加工食品にアレルギー症状を引き起こす物質（アレルギー物質）を表示する制度が始まりました。表

表 10　特定原材料と特定原材料に準ずるもの

必ず表示される 7 品目 （特定原材料）	卵、乳、小麦、落花生、えび、そば、かに
表示が勧められている 20 品目 （特定原材料に準ずるもの）	いくら、キウイフルーツ、くるみ、大豆、カシューナッツ、バナナ、やまいも、もも、りんご、さば、ごま、さけ、いか、鶏肉、ゼラチン、豚肉、オレンジ、牛肉、あわび、まつたけ

※アレルギー物質の名称は、平成26～27年全国実態調査における発症数の多い順に記載。
出典：消費者庁『アレルギー表示とは』（2018年1月26日）

示される品目は、全国実態調査の結果などに基づいて決められています。２０１３（平成25）年以降は、必ず表示される7品目（特定原材料）、表示が勧められている20品目（特定原材料に準ずるもの）が、右下図のように決まっています。

―特定原材料では、「えび」「かに」が平成22（２０１０）年に、特定原材料に準じるものでは、２０１３（平成25）年に「ごま」「カシューナッツ」が新しく入っています。

そうですね。ただし、くり返しになりますが、あくまでも表示義務のあるものは7品目に限られており、表示が勧められている20品目については表示義務がありません。したがって、食品のパッケージの原材料表示を見ただけでは原材料すべてを把握することができませんので、給食で使用する食品については、必ず業者から事前に各食品の正確な原材料の詳細な情報を取り寄せて、使用の可否を検討しなければなりません。

―このことには本当に注意が必要ですね。

誤食事故の原因となりやすいのが、商品（食品）の規格変更などがあるときです。原材料が変わる場合に、そのことが学校の担当者に知らされておらず、アレルギーのある子どもが原因物質を含む食品を食べてしまい、症状が出てから規格（原材料）変更があったことに気づくようなケースもあります。

食品を取り扱う業者の方の中には食物アレルギーについて詳しくない方もいらっしゃるので、食品の規格変更などで原材料が変わる場合には、必ず学校に通知してもらえるように日頃から話し合っておくとよいと思います。

—ヒヤリハット事例でもよく報告されるケースです。業者さん側にすれば、味などの向上のためによかれと思って行ったり、もしコスト節減が理由でしたら積極的には外部に出したくない種類の情報でしょう。やはり日頃からのコミュニケーションと、子どもの食、何よりも命に関わっているという責任感を互いに共有することが大切です。

はい、おっしゃるとおりです。加工食品のアレルギー表示についての詳しい内容については、消費者庁のＷｅｂサイトを確認してください（http://www.caa.go.jp/foods/index8.html）。こちらのサイトからは、消費者向け、事業者向けのアレルギー表示に関するパンフレットをダウンロードすることができます。

注意喚起表示について

—食物アレルギーに関する食品表示で、とくに気を付けておくべきことはありますか？

みなさんからよく聞かれることの１つに「注意喚起表示」についての解釈の問題があります。「注意喚起表示」というのは、「本品製造工場では○○（特定原材料等の名称）を含む製品を生産しています」、「○○（特定原材料等の名称）を使用した設備で製造しています」といった表記のことです。

―あっ、見たことがあります。食品工場などの製造ラインで「コンタミ」のリスクがあることを示すものですね。この記載がある場合、食べるのはなるべく避けた方がよいのですか？

いいえ、そういうわけではありません。この注意喚起表示があると、どうしてもその食品も避けなければならないような気がします。しかし、たとえ注意喚起表示があっても、原材料表示に鶏卵や牛乳などの特定原材料が表示されていなければ、鶏卵や牛乳のアレルギーがあっても基本的にはその食品を食べることができる、と考えられています。

―え～っ、そうなのですか⁉

なぜそのように解釈するのかを説明しますね。まずは、特定原材料7品目の表示をするための基準についてですが、「数μg／mℓ濃度レベルまたは数μg／g含有レベル以上の特定原材料等の総たんぱく質を含む食品については表示をする」というきまりになっています。そこで食品メーカーでは、アレルゲン検査キットを用いて、アレルゲン物質がどれくらい含まれているか検査を行い、食品1g当たり特定原材料等由来のたんぱく質がおよそ10μg（10 ppm）以上含まれる場合には、特定原材料の表示を行っています。

このアレルゲン検査キットの精度はかなり高いものですが、アレルゲン物質の検出には限界があり、アレルゲンが10μg未満である場合には検出されない可能性があります。それゆえ「アレルゲン検査では特定原材料のたんぱく質が検出されなかったが、その食品に含まれている特定原材料がゼロではないかもしれない」と考えられる場合などに、食品メーカーはこの注意喚起表示を行っていることがあります。

――「特定原材料が検査で検出されるほどの量10μg（10 ppm）は含まないが、ゼロではないかもしれない」ということですか？

はい。10 ppmというのは100万分の1ということですから、極々微量です。通常、食物アレルギーの患者さんは、「数ppm未満の濃度でアレルゲンが含まれる場合にその食品を摂取して症状が出る可能性は極めて低い」という考え方から、「原材料に特定原材料等の表記がなく、特定原材料等に対する最重症の患者でなければ、注意喚起表示があっても基本的に摂取できる」と『食物アレルギーの栄養指導の手引き2017』にも書かれています。

—そうでしたか。以前、化学物質過敏症について取材したことがあります。検出されない濃度以下でも症状が出ることがあると伺って、「怖いなあ」と感じたことがあります。そこから食物アレルギーについても、「コンタミ」についてかなり大げさに考えていました。「過敏な人はいくら洗浄しても決してリスクゼロにならないとしたら、それこそ傍目には〝けがれ〟や〝祟り〟と同じ現象に見えてしまいます」と、以前、先生に申し上げたら笑われてしまいました。

お気持ちはよくわかります。表示のルールを知らない方々がほとんどですので…。実際、患者さんでも「注意喚起表示があったら除去しなければ！」と思われている方が多いです。

「コンタミ」の言葉は正しく使う

それから、今、おっしゃった「コンタミ」という表現も独り歩きしているように感じています。「注意喚起表示＝（イコール）コンタミネーション」ではありません。これについてもよく誤解されています。コンタミネーション（コンタミ）というのは明らかにアレルゲンが混入していることを意味しますから、注意喚起表示が、即コンタミネーションを意味しているわけではないことは、今ならご理解いただけるかと思います。

もちろん患者さんの中には、ごく少量のコンタミネーションでとても強い症状が出る方はいらっしゃいます。たとえば小麦アレルギーの方で、ゆでたうどんをたった0・5g摂取しただけでもアナフィラキシーを起こされた方もいらっしゃいます。同様に他のアレルゲンでも重篤な患者さんはいらっしゃいます。そのような患者さんには、注意喚起表示がある場合に摂取を控えていただく方がよいこともあります。しかし理由なく注意喚起表示のあるものを除去している場合は、アレルギー表示の制度について説明して、主治医と摂取可能な食品について相談していただくように促し、給食対応をどのようにするのかを検討していただく必要があると思います。

―コンタミネーションについては、現場の先生からの質問もありました。引用して紹介します。

完全除去が原則になりました。調味料についても除去しなければならないと思っていましたが、文部科学省の『学校給食における食物アレルギー対応指針』（以下、『対応指針』）によると、P19に「症状誘発の原因になりにくい下記の食品については、完全除去を原則とする学校給食においても、基本的に除去する必要はありません』という記載があります。それでもコンタミネーションについてもアレルギーがあるという子どもには対応する必要があるのでしょうか？なお、コンタミネーションについては、同じくP21の『弁当対応の考慮対象』の「（ア）極微量

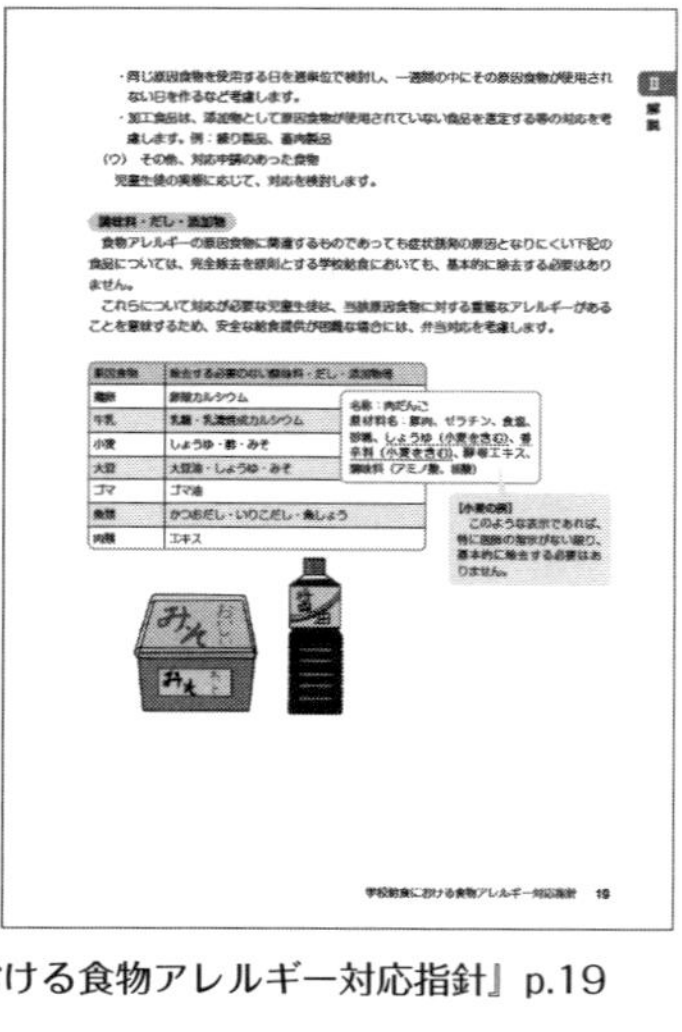

・同じ原因食物を使用する日を週単位で検討し、一週間の中にその原因食物が使用されない日を作るなど考慮します。
・加工食品は、添加物として原因食物が使用されていない食品を選定する等の対応を考慮します。例：練り製品、畜肉製品
（ウ）その他、対応申請のあった食物
児童生徒の実態に応じて、対応を検討します。

調味料・だし・添加物

食物アレルギーの原因食物に関連するものであっても症状誘発の原因となりにくい下記の食品については、完全除去を原則とする学校給食においても、基本的に除去する必要はありません。

これらについて対応が必要な児童生徒は、当該原因食物に対する重篤なアレルギーがあることを意味するため、安全な給食提供が困難な場合には、弁当対応を考慮します。

原因食物	除去する必要のない調味料・だし・添加物等
鶏卵	卵殻カルシウム
牛乳	乳糖・乳清焼成カルシウム
小麦	しょうゆ・酢・みそ
大豆	大豆油・しょうゆ・みそ
ゴマ	ゴマ油
魚類	かつおだし・いりこだし・魚しょう
肉類	エキス

名称：肉だんご
原材料名：豚肉、ゼラチン、食塩、砂糖、しょうゆ（小麦を含む）、香辛料（小麦を含む）、酵母エキス、調味料（アミノ酸、核酸）

【小麦の例】
このような表示であれば、特に医師の指示がない限り、基本的に除去する必要はありません。

学校給食における食物アレルギー対応指針 19

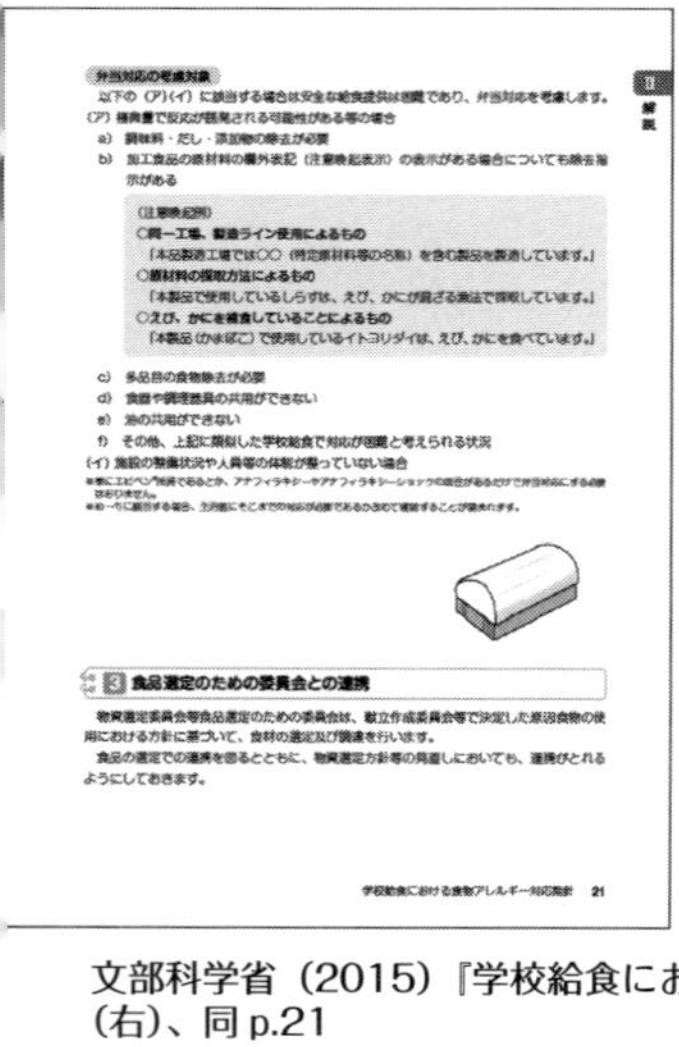

弁当対応の考慮対象

以下の（ア）（イ）に該当する場合は安全な給食提供は困難であり、弁当対応を考慮します。
（ア）極微量で反応が誘発される可能性がある等の場合
a）調味料・だし・添加物の除去が必要
b）加工食品の原材料の欄外表記（注意喚起表示）の表示がある場合についても除去指示がある

（注意喚起例）
○同一工場、製造ライン使用によるもの
「本品製造工場では○○（特定原材料等の名称）を含む製品を製造しています。」
○原材料の採取方法によるもの
「本製品で使用しているしらすは、えび、かにが混ざる漁法で採取しています。」
○えび、かにを捕食していることによるもの
「本製品（かまぼこ）で使用しているイトヨリダイは、えび、かにを食べています。」

c）多品目の食物除去が必要
d）食器や調理器具の共用ができない
e）油の共用ができない
f）その他、上記に類似した学校給食で対応が困難と考えられる状況
（イ）施設の整備状況や人員等の体制が整っていない場合
※単にエピペン®所持であるとか、アナフィラキシーやアナフィラキシーショックの既往があるだけで弁当対応にする必要はありません。
※ある一つに該当する場合、主治医にそこまでの対応が必要であるか改めて確認することが望まれます。

3 食品選定のための委員会との連携

物資選定委員会等食品選定のための委員会は、献立作成委員会等で決定した原因食物の使用における方針に基づいて、食材の選定及び調達を行います。

食品の選定での連携を図るとともに、物資選定方針等の見直しにおいても、連携がとれるようにしておきます。

学校給食における食物アレルギー対応指針 21

文部科学省（2015）『学校給食における食物アレルギー対応指針』p.19（右）、同p.21

で反応が誘発される可能性等がある場合」の「b）加工食品の原材料の欄外表記（注意喚起表示）がある場合についても除去指示がある」場合に「給食提供は困難であり、弁当持参を考慮します」と書かれています。そのため「コンタミネーションでアレルギーがある」という子どもには、弁当対応でお願いしようと思っていますが、その際は、コンタミネーションの注意喚起がある食材を使う日だけ弁当持参をお願いする方向でよいのでしょうか。じつはそばアレルギーの子がいて、「コンタミネーションで症状が出た」と言っています。どのように対応したらいいのか悩んでいます。

―食物アレルギー対応の原則は必要最小限の除去である。そのとき注意喚起表示だけがあるものすらも食べられないとなると、何も提供できなくなってしまわないか…。先生ご自身の中でもいろいろ迷われているようです。

まず、くり返しになりますが、「注意喚起表示＝コンタミネーション」ではありませんので、保護者の方が「コンタミネーションでアレルギーが出た」とおっしゃっていることの意味（内容）をいま一度確認しておく必要があります。

―と、おっしゃいますと…

現行のアレルギー表示の法律では、最終的に出来上がった食品の原材料に特定原材料の7品目が数

ppm 以上含まれていた場合には必ず原材料として表示されることになっています。多くの食物アレルギー患者さんは、この数 ppm 未満の量の摂取で症状が誘発されることはないとされていますので、通常は、原材料表示欄に特定原材料が表示されていなければ、特定原材料のアレルギーの方でもその食品は摂取可能である、と考えられています。

―そうなのですね。

しかし、特定原材料が数 ppm 以上検出はされなかったが、同じ製造ラインや施設で特定原材料7品目を使用している場合に、企業側の意向で注意喚起表示がされることがあります。このことが利用者にとっては混乱する原因になっていると思われます。注意喚起表示は、表示義務ではありませんので、注意喚起表示の有無で利用する、利用しないの判断を行うことはできません。

患者さんの中には、原材料表示に特定原材料の表示がなくても、「注意喚起表示があるからこの食品は食べるのをやめておこう」と考えて避けている場合があります。あるいは、まれではありますが、極々微量の摂取(数 ppm 未満の摂取)でも症状が出る重篤な患者さんがいます。このような方々は、「注意喚起表示がある食品はうちの子は食べさせたことがない、食べられない」とおっしゃると思いますので、こうした方々には給食提供をすることは難しくなり、お弁当を考慮することになるかと思います。ただ逆にいえば、重篤ではない患者さんで「注意喚起表示があったら食べられない」と思い込んでいる方々に、じつは食べられる可能性もあるということを伝えていく必要があるように思います。

―ご質問の「注意喚起表示がある日とない日の対応をどうしたらよいか」についてはいかがですか？

先ほども申し上げましたように、本来は、注意喚起表示の有無では、その食品の利用の可否を判断できません。実際には、食品メーカーがどのような意向で注意喚起表示をしているか、それはその企業に確認してみないとわかりませんので、企業に確認したうえで、その食品を安全に利用できると判断できれば利用する、ということになると思います。

―「注意喚起表示がある食品はこれまで食べたことがない」というケースにはどのように対応すればよいでしょう？

注意喚起表示の意味をきちんと保護者にお伝えして、保護者から主治医に相談して摂取可能かどうかを判断していただくことになります。もし、食物経口負荷試験などの結果から極々微量でも症状が出るということがわかっていれば、やはり給食提供はかなり難しいということになります。ただし、ここの問題は、そもそもこの注意喚起表示自体が、今の制度ではその食品を利用する際の判断基準にはならないということです。

―なぜですか？

注意喚起表示がなければ同じ製造ラインでは作られていない、とは限らないからです。また、じつは中央官庁が出す資料においてさえ混乱が見られます。たとえば、かつては消費者庁のサイトでも、「注意喚起表示」の説明に「コンタミネーション」という言葉が用いられ、『コンタミネーションしてしまう場合には、原材料表示欄外にその旨注意喚起をすることが望ましいです』と書かれていました。

しかし、「コンタミネーション」とは、明らかにアレルゲンが混入していることを意味します。製造ラインでもし特定原材料7品目のコンタミネーションが事実として起こっているのなら、原材料表示の中に特定原材料が表示されるべきです。「コンタミネーション」とは、本来「コンタミネーションの事実」であって、「コンタミネーションの可能性」のことではないのです。

「コンタミネーション（混入）」という〝事実〟か、その〝可能性〟のことか。世間でいわれる「コンタミネーション」という言葉は、そのあたりの区別がかなり紛らわしいです。ですから学校給食では、「コンタミネーションがあるか、事故が起こりうるか」は注意喚起表示の有無で判断するのではなく、むしろ食品メーカーへの確認と該当する子どものアレルゲンに対する重症度から判断すべきです。もし極々微量の混入でも症状が出てしまうのなら、やはり給食対応は難しいです。微量の摂取が可能なのであれば、学校給食での対応は可能であることが多いです。

くり返しますが、注意喚起表示は食品メーカーが任意で表示するものです。つまり、注意喚起表示は義務表示ではありませんので、「注意喚起表示がないので同じ施設で製造されていない」といった判断がそこでできるわけでもありません。その意味からも注意喚起表示の有無で、その食品を選択する／選択しない、の判断はできないと思います。

—そうなのですか…。とても勉強になります。意地悪くとれば、メーカーさんは、それこそ「ゼロではない」リスクの予防線を張るというか、万一、何か起きたときのエクスキューズ（言い訳）として表示されるケースもありうるということですね。

そういう可能性もあると思いますが、消費者庁としても注意喚起表示を表示するようにすすめています。先ほども少し触れましたが、食物アレルギーのあるお子さんの保護者の方で、アレルギー表示や注意喚起表示について正しく理解されていないことが、ままあります。保護者にも先の消費者庁のＷｅｂサイトをご案内するなどして、食品表示について正しい理解をしていただきましょう。

—「必要最小限の除去」という、食物アレルギー対応の原則をいま一度確認することが大切ですね。他に注意すべきことはありますか？

ゼラチンの問題

特定原材料に準ずるものの中に、「ゼラチン」がありますが、ゼラチンは豚や牛由来であることが多く、牛肉アレルギーの方は牛由来のゼラチンを摂取すると症状が出る、豚肉アレルギーの方は豚由来のゼラチンを摂取すると症状が出る、という可能性はあると思いますが、すべてのゼラチンの摂取によって症状が出る「ゼラチンアレルギー」という方にお会いすることはないです。

—そのことは以前ゼラチンメーカーに取材して聞いたことがあります*1。特定原材料等に準ずるもので、唯一、原材料ではなく二次加工品であることの矛盾ですね。業界では何とか表示から外してもらえるよう働きかけを続けているそうです。何でも80年代後半から90年代半ばにかけ、赤ちゃんへのワクチン接種で、ゼラチンがワクチンの安定剤に用いられていたことで感作が起きたそうです。ですから、ゼラチンアレルギーの患者さんは、その方法で予防接種が行われた世代、とくに1988〜96年ごろ生まれまでの方、学校の中でいえば先生方の世代にほぼ限られるとおっしゃっていました。でも、そうした方々も、おそらくは牛だったり、豚アレルギーなのかもしれません。

さらに2000年代初頭に起きたBSE問題もあり、「念のために」と現在も牛ゼラチンを給食には使用しない地域があるそうです。メーカーの方が「それなら豚ゼラチンで」と提案すると、今度は宗教上のタブーに引っかかってしまったり…。お話を伺って何だかかわいそうになりました。でもメーカーさんもたくましく、最近は魚由来のゼラチンを開発されたそうです。すみません、まったく余談でした。

いいえ、私も勉強になります。先日も「特定原材料に準ずるものにゼラチンが入っているので給食ではゼラチンを使用するのをやめていますが、それでよいのでしょうか」と、ある保育所の方から問い合わせがありましたが、ゼラチンアレルギーのお子さんがその施設にいらっしゃらないのに給食でゼラチンを使用しない、という対応はされる必要はないのかなと思います。

―そうですね。前章の果物アレルギーのキウイフルーツと、このゼラチンは、同じ特定原材料に準ずる食品ですが、リスクの考え方や扱いはおのずから違ってきそうですね。また何か機械的に「特定原材料や特定原材料に準ずるもので、献立作成に必要不可欠でないものは一様に使わない」とするのもやはり問題があるように思います。

また聞くところでは、「特定原材料や特定原材料に準ずるもの以外の食品の除去には対応しない」と、初めから決めている自治体があるそうです。確かに対応品目が次から次へと増えていくと現場は大変ですから、ある範囲に限定したい気持ちは理解できますが、そういった用途にこのアレルギー表示を使ってよいものか…。対応をお断りする場合でも、表示を根拠にするのではなく、やはり施設や対応人員の状況などから、ある程度合理的に説明すべきでしょう。

そんな対応をされているところもあるのですね。自治体などでも何らかのルールのようなものが欲しいので、そのようなきまりを作ってしまっているところもあるのでしょうか。アレルゲンは多種多様です。この本を読んでいらっしゃる栄養士の方でも、板挟みとなってご苦労されている方はいらっしゃるかもしれません。食物アレルギー対応のルールでおかしいなと思われたら、ぜひ声を上げていただきたいと思います。

新しい食品表示制度について

—ところで、2015（平成27）年4月から新しい食品表示制度がスタートしました。

はい。これまでの制度からの主な変更点は、アレルギー表示の変更、加工食品の栄養成分表示の義務化、新たな機能性表示制度の創設です。ただし、表示制度が切り替わるまでには5年間の猶予期間が設けられています。詳細については、消費者庁のWebサイトから入手できる『新しい食品表示制度』のパンフレット（http://www.caa.go.jp/foods/pdf/syokuhin1441.pdf）をご確認ください（写真下）。アレルギー表示の主な変更点は次のとおりです。

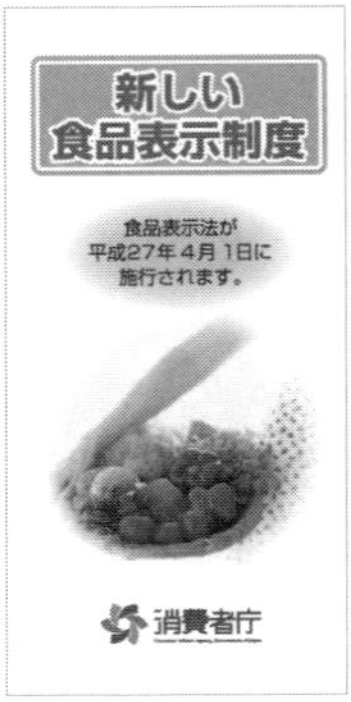

①原則として個別表示になります

これまでは、容器包装された加工食品の原材料にはまとめて「一部に卵、小麦を含む」などの一括表示がされることがありましたが、今後は、この一括表示は基本的になくなります。どの原材料に何が含まれているのかがそれぞれわかるように個別表示されます。

②特定加工食品が廃止されます

これまでは、鶏卵の特定加工食品として「マヨネーズ」、小麦の特定加工食品として「パン」などと表示されることがありましたが、消費者にわかりにくいため、このような表示はなくなります。（本書第4章・47ページ、最終章・197ページも参照）

容器包装された食品についてはこれまで述べてきたようなきまりがありますが、容器包装されていない食品には特定原材料である7品目であっても表示の義務はありません。食品表示のきまりは複雑で、紛らわしい表示もありますので、正しく理解して、安全な給食対応に生かしていただけることを願っております。

―アレルギー表示は、あくまで人が作った制度です。これまでのいきさつも引きずっていますので、スッキリしない部分は多分にあるということですね。患者さんや対応される人のことを一番に考え、そうした方々が使いやすいように、また誤解が生じにくいように改善できる余地は、まだたくさん残っていそうです。

この章のまとめ

＊原因食物を適切に除去するために、各食品に含まれる原材料を正確に把握することが大切。日本では、平成14（2002）年4月以降に製造、加工、輸入され、容器包装された加工食品にアレルギー物質を表示する制度が始まった。表示品目は、全国実態調査の結果などに基づいて決められ、2017年現在は、必ず表示される「特定原材料」が7品目、表示が推奨される「特定原材料に準ずるもの」が20品目。

＊「特定原材料に準ずるもの」は表示義務がないため、使用する食品については、必ず業者から事前に各食品の正確な原材料の詳細な情報を取り寄せて使用の可否を検討すること。

（次ページにつづく）

（前ページから）

＊加工品を購入している場合、商品（食品）の規格変更が事故の原因になることが多い。原材料等に変更があった場合は、必ず学校・施設に連絡してもらうような体制づくりが大切。

＊「注意喚起表示」は、そのまま「コンタミネーション（コンタミ）」を意味しない。また「注意喚起表示」には表示義務がないので、この表示によってコンタミの有無の判断をしたり、食品の採用・不採用を決定する根拠にはできない。

＊「注意喚起表示」があっても、原材料表示に鶏卵や牛乳などの特定原材料が表示されていなければ、鶏卵や牛乳のアレルギーがあっても基本的にはその食品は摂取できると考えられている。ただし、ごく少量の摂取で重篤な症状が出る場合には、注意喚起表示のある食品を除去していることは不適切なことではない。「注意喚起表示」がある食品の除去を申請される場合は、アレルギー表示の制度について説明し、主治医と摂取可能な食品について相談してもらったうえで、給食での対応を検討する。

＊平成27(2015)年4月から新しい食品表示の制度が始まった。大きな変更点は、①原則として個別表記、②特定加工食品の廃止、③小さい容器や包装について表示の省略が認められなくなった、の3つ。③については本書p.197を参照。

＊容器包装されていない食品には、特定原材料であっても表示の義務はないので注意する。

＊ゼラチンの扱いや、まだまだ残る複雑で紛らわしい表示など、現在の制度にも課題は残っている。なぜそのように表示されているのかをよく理解し、「必要最小限の除去」の原則を常に頭に入れて対応を進めていくことが大切。

第11章
調理、配膳、喫食時の注意点

複数の視点でチェック、ヒューマンエラーの発生も念頭に

―この章では献立計画、調理、配膳、そして喫食と食事の提供までの流れの中での注意点を伺っていきたいと思います。

食物アレルギーの対応を行う場合には、まず各学校・あるいは施設で担当する食物アレルギー児の除去食物の状況の確認からスタートします。それぞれの学校・施設ではアレルギー対応委員会などで、どの食物の除去に対応するのか、代替食の提供はどうするのか、重症度に応じてどの程度まで対応可能か、保護者への確認のタイミングなどのルールが決められていると思います。それに基づき、どのお子さんにはどの対応となるのかを明確にしたうえで、アレルギー対応食の提供を行う方法を調理に従事する方全員で情報共有しておく必要があるかと思います。もちろん食物アレルギーの児童・生徒の除去食物や重症度は個人情報でもありますので、その管理には十分気をつけていただきます。

―そしていよいよ献立づくりです。注意点を教えてください。

1回の給食調理で食物アレルギーに対応する献立の種類は、少ないほど安全性が高まると思います。たとえば、えび入りのグラタンが通常食のメニューにあった場合、牛乳アレルギーのお子さんには乳製品抜きのグラタン、えびアレルギーのお子さんにはえび抜きのグラタンといったように、それぞれに対応した料理を作ると作業が増え、誤配缶・誤配送、そして誤配膳リスクも上がります。そこで、牛乳アレルギーにもえびアレルギーにも対応できる共通の対応食の献立を作成することで安全性が高まるのではないでしょうか。

―アレルギー対応食のバリエーションはなるべく増やさないということですね。大量調理では「気をつけていても、つい間違えてしまう」ヒューマンエラーもきちんと考えておかなければなりません。

はい。また食物アレルギーのある子どもの気持ちに配慮して、なるべく通常食と対応食の見た目を同じようにする工夫をしてあげたいと思われる方もいらっしゃるかと思います。しかし、通常食と対応食の見た目は異なっている方が誤配膳のリスクを軽減できます。たとえば乳製品を利用したグラタンの代わりに、牛乳アレルギーのお子さんに豆乳を利用したグラタンを提供することにした場合、出来上がった料理は見た目では違いがわかりにくくなります。すると教室で担任の先生や牛乳アレルギーのある子ども本人が取り違えて乳製品の入ったグラタンを食べてしまうなど、事故の発生につながる可能性も出てきます。

―文部科学省の『食物アレルギー対応指針』（以下『対応指針』）でも「原因食物が入っている料理と除去した料理で形を変えてわかりやすくします」（同書Ｐ20）と書かれていました。

アレルギー対応食であることが、本人や周りの子にもわかるように、見た目の異なった食事を提供することも工夫の1つかと思います。しかし、それでもやはり食物アレルギーのある子どもにとって「みんなと同じものを食べたい」という気持ちは、こちらが思う以上に強いものがあることもまた事実です。月に何回かはアレルギーのある子もない子もみんなが一緒に食べることのできる、統一したメニューにすることも検討していただけるとよいかと思います。

―ええ。『対応指針』では、セレクト給食の活用も示されていましたね。月や学期に何回か、そうした献立があるだけで気持ちが大分救われる子どももきっといると思います。材料の仕入れについてはいかがでしょう？

給食で利用する食材の原材料については、必ず業者さんから正確な情報を事前に受け取っておきます。そしてここも大切ですが、必ず複数の目で確認しておきましょう。同じ商品名でも規格が変わり、原材料が変わっていることもありますから常に注意が必要です。

―とくに表示が義務になっていない、大豆などの「特定原材料に準ずる食品」では注意が必要でしたね。調理作業についてはいかがでしょうか？

献立作成を担当される方は、調理施設、設備、調理に携わる方の人数などを把握したうえで、調理工程の中でアレルゲンの混入がないようにあらかじめ考えておく必要があります。作業工程表を作成して、その日の料理が作られる工程でアレルゲン（たとえば鶏卵や牛乳）がどのように動くのか、調理員全員で作業動線を共有しておくことも大切です。

―対応食の調理は、なるべく同じ人が担当するのが理想と伺いました。

はい。主としてアレルギー対応食を担当する方を決めておくと、情報を1ヵ所に集約できるのでよいと思います。またアレルギー対応食の数が多い場合には、調理に携わる方の人数の確保も必要です。必要な人員が確保できないのに、無理なアレルギー対応を行うとコンタミネーションや誤配缶・誤配送のリスクも上がりますので、安全面を優先していただきたいです。

―『対応指針』では「区別化」という言葉が用いられていました。「調理担当者の区別化」と「調理作業の区別化」（同書P24）です。担当者を決めることで、流れ作業的になると起きやすいミスや引き継ぎエラーも防げると書いてありました。「他と異なる色の専用エプロンを着用する」という提案もあります。また「調理作業の区別化」については、一枚の作業動線図で混入が起こりやすい場所を確認し、できれば専用の作業区域や区分された作業スペースを設けることが提案されていました。

そのことにも関係するのですが、小麦粉などは空気中にアレルゲンが舞いやすいので、調理施設によってはアレルゲンの混入を防ぎきれない場合があるかと思います。その場合、たとえば重症の小麦アレルギーのお子さん（微量の小麦粉の摂取でも症状が出るようなお子さん）に給食を提供するのはリスクが伴います。施設の状況を保護者の方に説明して、お弁当対応をお願いすることなども検討します。

――決して無理をしないということですね。

揚げ油の問題

また、よく栄養士の先生方から、「揚げ油にもアレルゲンは残るのでしょうか」といったご質問を受けます。答えを先に言えば、残ります。たとえば、とんかつを揚げた油には、卵や小麦のアレルゲンが残ります。パン粉に牛乳が含まれていれば牛乳のアレルゲンがその油には残ります。したがって、食物アレルギーのあるお子さんには、他の料理で利用した油は利用せず、常に新しい油を利用していただきたいと思います。

—確かに調理の油は何回か使い回します。言われないと気づきにくいことですね。

はい。大量の揚げ油を新しくすることが難しい場合には、少ない油で揚げ焼きにするなど別のメニューで対応していただけるとよいと思います。また油だけでなく、ゆで汁や煮汁にもアレルゲンは残りますので、こうした揚げ油、ゆで汁、煮汁からのアレルゲンのコンタミネーションにもご注意ください。アレルゲンは目に見えるとは限りません。「見えないから大丈夫」と思わずに対応していただけるとありがたいです。

—それに関連しますが、油については学校現場の先生からこんな質問がありました。引用します。

『食物アレルギー調査報告書』（公益社団法人 全国学校栄養士協議会、２０１5年3月）には、「長時間高温にさらされることで、原因たんぱく質は変性しやすいと考えてよい。このため、一般的に適切に管理された揚げ油であれば、複数回の使用は可能と考える。もし、医師が揚げ油の管理を求めてくる場合、対象児童は最重症患者であり、安全な学校給食提供は困難と考え、弁当対応を考慮するとよい。しかし、通常はそのような重症児は極めて稀であり、診断医に再確認すると良い（原文ママ）」という箇所があるそうです。このあたり、どう考えられますか？

ご指摘の箇所は、じつは各地で問題になっているようです。確かに、高温で揚げた食物のアレルゲン性がかなり下がることは多いのですが、では揚げ油にどれくらいアレルゲンが残存しているかということも同時に考えなければいけません。「揚げ油はアレルギーの児童にも共用してよい」と単純に判断すると、小麦粉を衣に使用した後の油をそのまま濾《こ》したりせずに、小麦アレルギーの児童の料理を揚げるということになりますが、この場合、小麦アレルギーのお子さんは症状が出る可能性は高いです。たとえば、えびフライを揚げた後の油に、えびのアレルゲンはあまり残っていないかもしれませんが（衣で包まれているため）、とんかつやてんぷらを揚げた油には小麦のアレルゲンは明らかに残ります。ですから「一体全体、揚げ油は共用できるのか、できないのか」ということに関しては、そのお子さんのアレルゲンと重症度によって判断していくことになります。どのお子さんにも安全に給食提供することを考えると、やはり揚げ油は別にする方がはるかにすっきりします。

もし施設や予算の関係で、油を共用するしかない（たとえば回転釜が１つしかなく、別調理が不可能など）場合は、保護者にそれを説明し、共用が難しいとなれば、「お弁当持参を」ということになると思います。

調理器具について

また可能であれば、食物アレルギー対応食専用の鍋やボウルなどの調理器具もご用意いただけるとよいと思います。その場合、通常食と形状や素材の異なるものを用意しておくと選別も簡単です。

――器具の洗浄についてはいかがですか？　先の「コンタミネーション」の問題もあります（第10章）。共通の調理器具を利用する場合、「洗浄はどれくらいすればよいのでしょう？」といったご質問をよく受けます。基本的には通常行っている洗浄でアレルゲンは落ちると思います。

――常識的な洗浄を行えばアレルゲンはきちんと落ち、残留濃度も検出不能なくらい極めて低くなるということでした。

ただ、そうは申し上げても、お子さんによっては、洗浄が甘い場合などには症状が出るような方もいらっしゃるかもしれません。どうしても共通の調理器具を使用せざるを得ない場合は、その旨をあらかじめアレルギーのある子の保護者の方にお伝えし、またそのような状況・条件下での給食対応が可能かを判断するとよいでしょう。

――ええ。ただしアレルギー対応食専用の油、専用の調理器具を用意するとなると、細かいことですが、やはりそれを行うための予算や費用をどうするかが問題になります。しかし、こうしたことは単に学校現場だけでは決められません。納税される住民の方からの理解も得ながら、おそらくは市区町村単位であらかじめ決めておかなければならないことですね。

そうですね。予算が絡むことは行政の判断になるかと思います。また予算次第ではありますが、食物アレルギー対応食であることを教室内で一目でわかるようにするためには、トレーや食器の色を通常食と変えることも有効です。学校給食の場合はとくに、調理をする場所の責任者（栄養士や調理員の方など）と、食べる場所の責任者（担任の先生など）が異なりますので、いつ誰が見てもわかるようにする工夫は大切です。

また先ほど「調理作業の区分化」についておっしゃっていましたが、現実的に今、多くの調理施設で問題になっているのが「アレルギー対応食を調理するスペースが確保できず、コンタミネーションが心配である」ということではないかと思います。ここでも決して無理をせず、いくら場所がないからといって衛生面での安全性が確保できない場所で対応食の調理することは避けなければなりません。解決策としては、たとえば調理スペース用のワゴンを設置することなども検討できます。

――「調理スペース用のワゴン」とは、どういったものですか？

小さな車輪がついた可動式の作業台（下写真）のことです。作業の邪魔になるようではいけませんが、スペースが確保できないようなら、こうしたワゴンを利用することもできるかと思います。

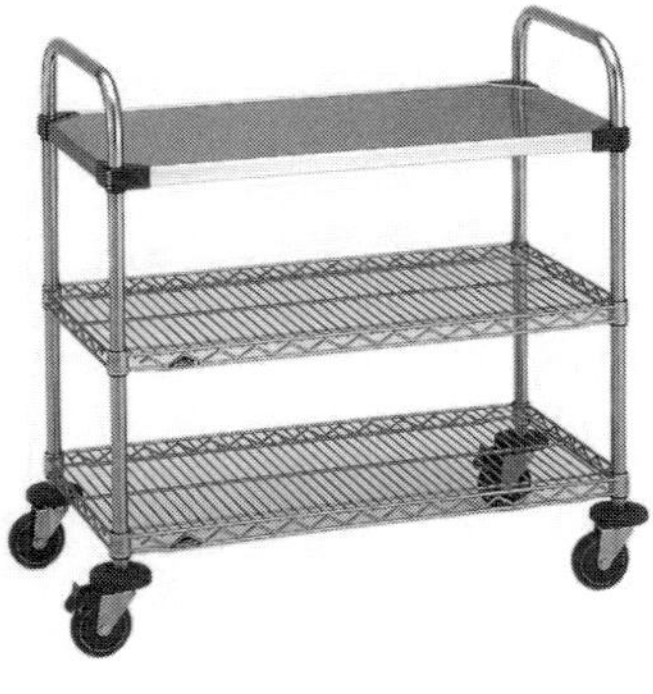

調理スペース用のワゴンとしても利用できる「エレクターワゴン」
（写真提供：日本給食設備株式会社）

配膳時の注意点

―では、給食が出来上がり、教室やランチルームに運ばれる際の注意点について伺います。

アレルギー対応食の食札（食物アレルギー児の名前、除去食物、アレルギー対応食、確認者のチェックなどを記載するもの）を運用し、何を誰が確認したのかの記録を残しておく必要があります。また、盛り付け、配膳など複数の担当者が確認できるようにルールを決めておきます。通常食との取り違えの防止などを防ぐ方法を皆で共有しておきましょう。

―ここは先の調布市での死亡事故から教訓をきちんと学ばなければならないことです。「受け渡しのときに注意を促す声かけやメモがあったら…」と、事故後の報告書を読んで誰もが感じました。『対応指針』では、配送や配膳の際のダブルチェックも示されています。

現在はあらかじめ調理室でアレルギー対応食を盛り付け、セットにして提供されることが多いかと思います。ただし、調理場が狭すぎたり、対応食の数が多すぎたりして、調理室に対応食の盛り付けのための十分な配膳スペースがなく、教室で対応食を盛り付けざるを得ないケースもあるかと思います。もちろんスペースに問題がなければ、調理室で対応食を配膳する方がより安全性は高まります。

ただし、どうしても教室やランチルームで盛り付けなければならない場合には、日ごろから調理に携わる方々（主に栄養教諭・栄養士の皆さん）と担任の先生との献立や原材料、アレルギー対応に関する綿密なコミュニケーションがより必要になります。

―教室では、おかわりの問題もありますね。

食物アレルギー児のおかわりを可とする場合は、誰がどのようにおかわりの料理の原材料を確認するのかなどを決めておく必要があります。おかわりを不可とする場合は、あらかじめ多めに盛り付けたり、おかわり用にもう一皿用意しておくなどの対応になるでしょう。多めに盛り付けておく場合は、無理して完食しなくてもよいことを、子ども、担任とともに確認します。おかわり用に別皿を用意される場合は、取り違えの事故が起きないようにお皿にラップなどをかけて内容を明記するなどの対策をとる必要があります。

―調布市で事故再発防止検討委員会の取材をしていたとき、一時、議論の流れが「アレルギーのある子のおかわり絶対禁止」に傾きかけたことがありました。しかし、アレルギーのある子どもをもつ保護者代表の方が、「それだけはしないでほしい」と強く反対されていたのが印象に残っています。やはり食事は楽しみでもあります。医薬品の服用とは異なり、単に誤配・誤食のリスクだけを機械的に摘み取っていけばよいということにはならないのだと感じました。

そうですね。また安全に給食を食べてもらうためには、食物アレルギーのあるお子さん本人にも必ず食事前に給食の内容を確認する習慣を身につけてもらわないといけませんね。ただし、低学年のうちは、本人の確認が難しい場合がありますので、その場合は大人が確認してあげてください。

—やがて子どもたちも大きくなり、自分の体は自分で守っていかなければならなくなります。そのこともまた、決して忘れてはいけない視点ですね。

この章のまとめ

＊１回の献立で、食物アレルギーに対応する献立の種類は、少ないほど安全性は高まる。通常食と対応食の見た目は異なっていた方が、誤配送や誤配膳のリスクが軽減できる。

＊食物アレルギーのある子どもたちにとって「みんなと同じものを食べたい」と思う気持ちは、症状をもたない人が想像するよりはるかに強い。セレクト給食を活用したり、月に何回かはみんなが一緒に食べられる、統一メニューにすることもぜひ検討していきたい。

＊使用する食品の原材料については、必ず事前に業者から正確な情報を受けとり、必ず複数の目で確認する。同じ商品でも規格が変わり、原材料が変わることもあるので常に注意が必要。

（次ページにつづく）

（前ページのつづき）

＊献立作成者は、それぞれの調理施設、設備、人員などを考慮したうえで、調理過程でアレルゲンが混入しないように作業動線も含めて考えておく。作業工程表を作成し、調理スタッフ全員で作業動線についての確認する。

＊調理ではアレレルギー対応食を主に担当する人を決めておくと、情報が１ヵ所に集約できるのでよい。人員が確保できないのに無理な対応を行うとコンタミネーションや誤配缶・誤配送のリスクが高まる。施設や人員の問題で対応が困難な場合は、保護者の方にそのことをきちんと説明し、お弁当対応をお願いすることも検討する。

＊使い回しの油、ゆで汁や煮汁にもアレルゲンは残るのでコンタミネーションに注意する。

＊基本的には通常の洗浄でアレルゲンは落ちるが、できれば調理器具も対応食専用のものを用意できるとよい。どうしても共通の調理器具を使用する場合、そうした状況下での対応であることを保護者にも確認して、対応の可否を最終判断する。

＊対応食の調理スペースは区分されてあるのが望ましい。ただし衛生面の安全性が確保できないような場所で調理することは避ける。スペースが限られている場合、可動式ワゴンを活用することも解決策の１つ。

＊配膳では複数の担当者で確認できるようにルールを決めておく。「おかわり」についても対応の仕方を決め、アレルギー児本人にもしっかり伝える。また、アレルギーのある子ども本人には食事前に必ず給食内容を確認する習慣を身に付けてもらえるように指導する。

第12章
給食だけではない、学校生活の中での食物アレルギー対応 ～ヒヤリハット事例から～

調理実習での食物アレルギー対応

学校での食物アレルギー対応というと給食での対応がメインとなりますが、給食以外にも食品を摂取したり、食品を扱う機会が学校生活の中にはあります。給食での食物アレルギー対応だけでなく、他のシーンでも誤食などの事故が起こることのないように備えておきたいものです。日ごろから、給食以外での食物アレルギー対応に関しても、ルールづくりをしておくと安心です。校内でのシーン、校外での体験学習、遠足や修学旅行といった活動に大きく分けて注意点をお話しします。

―よろしくお願いします。

まず、授業の中での食物アレルギー対応があります。具体的には、家庭科の調理実習や、そばうち体験のような食品を使った体験型学習、理科や図工での食品や食物アレルゲンを含む教材を使用する授業などです。このような場合は、給食の時間以外でも校内で食物アレルギー児が原因となるアレルゲン食品に触れる機会が生じます。校内に微量のアレルゲン摂取でも重篤な食物アレルギー反応を示すお子さんがいらっしゃる場合には、とくにそのアレルゲンを使用する授業やイベントについての対応を、前もって校内の食物アレルギー対応委員会などで話し合っておきましょう。

—栄養教諭・学校栄養職員、養護教諭の先生方だけでなく、広く一般の先生方も食物アレルギーに関する知識を高めておかないといけませんね。

じつは患者さんのお母さまから悩みを打ち明けられたことがあります。当時、小学校4年生の男の子で、鶏卵（卵）アレルギーと牛乳アレルギーがあり、両方とも重症のアレルギーのあるお子さんだったのですが、「もうすぐ5年生になり、学校で調理実習が始まるので悩んでいます。きっと、最初の調理は『ゆで卵』でしょう。うちの子は調理室に入ることができず、外から見ているだけになってしまうんじゃないかと思うんです…」と、とても残念そうにおっしゃっていました。お話を伺うと、そのお子さんは、お料理をするのが大好きで、よくご家庭でも食事作りのお手伝いをしてくれるとおっしゃっていました。

—おそらく、いつもお母さんがご苦労されているのをそばで見ていたのですね。それが料理への関心を高める理由の1つになっていたのかもしれません。何だかとてもけなげです。

はい、おっしゃるとおり、とても素直なお子さんなんです。そうした場合は、教科書通りに進めるのではなく、ぜひ別の方法を考えていただけないものかなと思いました。

——小学校家庭科の一般的な教科書ですと、まず「ゆでる」で「卵」と「青菜」が扱われています。家庭科の先生に伺ったところ、ゆで卵が教材になる理由は、はじめて調理実習をするに当たって、包丁など調理器具を使わなくてもよいからではないだろうかとおっしゃっていました。なお、授業ではその次にゆで卵と青菜を使った「ゆで野菜のサラダ作り」などにつなげることが多いようです。

ええ。ただ、教科書を開いて、調理実習の一番初めに3大アレルゲンの1つ、卵が取り上げられていることで、食物アレルギーのあるお子さんや保護者の方が果たしてどう感じられるかです。「あぁ、やはり家庭科での調理実習は無理かな…」と思ってしまうこともきっとあるのではないでしょうか。「卵」はとりあえず後に回し、「ゆでる」では青菜から入っていただく方法などもあるのではないかと思いました。

——そうですね。ただ教材として何を選ぶかは、教科として体系的に知識を獲得させるというねらいもあり、なかなか難しい問題です。家庭科でも先生によっては、中学校で学習するたんぱく質の熱変性の学習につなげやすいことを理由に、5年生のはじめでは卵を扱わず、もう少し子どもたちの食品や科学知識が豊かになってから調理実習で卵を取り上げる方もいらっしゃるそうです。ところで、じつはそうした食物アレルギーの原因になることの多い食品の調理については「ビデオ教材など利用して知識として知らせる方法もあるのでは」という意見もよく出るそうです。ただそれに対しては、「実際に手を動かして体験から学ぶ、家庭科の調理実習の意義そのものを薄くしかねない」と懸念される方もいるとおっしゃっていました。

なるほど。しかし通常通りゆで卵から入るにしても、たとえば次の野菜サラダ作りでは、たとえば卵やマヨネーズを使わずに作る、などみんなが一緒に取り組める別の料理に変更できないかなとも思います。重症のお子さんがいない場合は、調理卓や動線を分けたうえで、班によっていくつかの料理の中から選択できるオプションを作っていただくのもよいかもしれませんね。

その患者さんには「まずは学校の先生に率直に相談されてみたらいかがですか?」とお話ししたのですが、「食物アレルギーがあるから調理実習ができない」と、頭から思い込んでしまいかねないような今の状況はとても気の毒に思えます。

―担当の先生と率直にお話ができる環境や関係づくりも大切ですね。学校教育における「個」と「集団」の関係は、とても古く、また新しい問題です。学校の先生方も心の中では「食物アレルギーのある子も一緒に学べる環境を作りたい」と常々思っていらっしゃる。「でも安全に行える具体的な方法がよくわからない、教えてほしい」と言われる方もいました。また、とくに今、特別支援教育の分野で「インクルーシブ教育(障害のある子どもを含むすべての子どもに対して、子ども一人ひとりの教育的ニーズに合った教育支援を「通常学級」の中で行う教育)」を進めようとする気運もあります。「食物アレルギーも子どもの1つの個性として、積極的に捉えていく方法もあるのではないか」とおっしゃる先生もいらっしゃいました。もちろん異論もあるでしょうが、ぜひ考えていきたいことです。

食物アレルギーをおもちのお子さんの保護者の方には、「うちの子のためだけに、わざわざ合わせてもらうのはわがままになってしまうのではないか」と遠慮されている方も多いと思います。もちろん、保護者の方のお申し出どおりに対応するわけにはいかないと思いますし、また、そうすべきでもないとは思いますが、予算や人員なども含め、状況が許すようであれば食物アレルギーのお子さんも一緒に学べ、楽しめる工夫をしていただけるととてもありがたいです。

―はい。教科の内容からは少し離れてしまうかもしれませんが、食物アレルギーについての教育から、他者理解や思いやりなど心の教育にもつなげられると思います。これは「人格の完成」という教育基本法の理念にも合致します。もちろん指導される先生方の力量がそこでは大きく問われますが、少なくともこうした問題があることは学校関係者ならばきちんと認識しておきたいものですし、立場が弱く、少数者でもある食物アレルギーのあるお子さんや保護者の方の思いや気持ちを適切にフォローしてあげることは決して忘れてはならないことですね。

校外活動での食物アレルギー対応

次に校外での対応シーンですが、これは私も関わらせていただいているＮＰＯ法人千葉アレルギーネットワーク『食物アレルギーの誤食＆ひやりはっと集』（平成26年度消費生活の安定及び向上に向けた県民提案事業）を参考にして、どのような状況があるのかと、その場合どのような対応をとるとよいかを考えてみたいと思います。

まず、遠足やイベント時の食物アレルギー対応についてです。次の事例を紹介します。

特定非営利活動法人 千葉アレルギーネットワーク，『食物アレルギーの誤食＆ひやりはっと集（Web用）』，http://www.chiba-allergynet.jp/page-900（2018年1月26日）

【ヒヤリハット事例】

■小学校６年生（アレルゲン：ピーナッツ）

小学校の遠足で友だちとお菓子の交換をして、ピーナッツ入りのチョコレートを食べてしまった。本人は、見た目ではピーナッツが含まれているとは思わなかったが、食べた後にのどに違和感があったため、養護教諭に報告し、養護教諭と一緒にすぐ学校に戻って保健室で様子を見た。保護者に連絡をとり、状態が安定してきたので、病院を受診せずに早退させた。

遠足でのお菓子や食べ物の交換は、子どもたちにとっては楽しみでもありますが、食物アレルギーをもっている場合には十分な配慮が必要です。大人の目の届かないところで交換が行われることもあり、またその食品の原材料が正確にわからないことも多いので、食物アレルギーのあるお子さんは「おやつ交換は行わない」「引率の先生や保護者と確認してから食べる」「いただいたものは食べずに持ち帰る」などルールを決めておくとよいでしょう。

—なるほど。ふつう校内におやつの持ち込みはできませんが、確かに遠足など例外もあります。子どもたちの気分も高揚しているので要注意ですね。また食べ物のプレゼントは、贈る側の好意の印であることがよくあります。重症でない場合はいったん受け取って、安全の確認がきちんととれてからいただく、あるいはその場では食べずに持ち帰るというのも、実態から考えるとスマートな方法かもしれません。「お気持ちだけありがたくいただきます」と、その場で断ることは大人でもなかなか難しいこともありますから…。

次は修学旅行などでの食物アレルギー対応です。

【ヒヤリハット事例】

①中学校3年生【アレルゲン：いか】

中学3年の修学旅行中に、誤って提供されたイカリングを、本人はたまねぎのフライだと思い込んで食べてしまった。少し食べて、のどにかゆみが出たので気づいた。養護教諭が食物アレルギーと判断し、すぐに近くの病院を受診させ、病院で内服薬を処方されて症状は落ち着いてきた。修学旅行前の確認時点では、宿泊先ではイカリングは提供されないことになっていたので、本人は安心しきっていた。

②7歳（小学校2年生か）【アレルゲン：牛乳（乳）】
スキー合宿の夕食はバイキング形式だった。事前に食べられる献立のチェックをしておき、本人にも食べられるものを伝えておいたが、夕食後に症状が出てしまった。子どもたちが自分でトングを使って料理を取っていたので、牛乳の含まれている料理を使ったトングを誤って使ってしまったことが原因ではないかと思われる。

③14歳（中学2年生か）【アレルゲン：牛乳（乳）】
部活の帰りに焼き肉を食べに行った。注文するときに店員に牛乳や乳製品が使われていないことを確認したが、店員からは「多分、ない」という返事があり、それを真に受けて食べてアレルギー症状が出た。

修学旅行などの学校以外の場での食事対応は、事前に食物アレルギー対応について宿泊先と話し合っておく必要があります。通常は、学校の栄養教諭や学校栄養職員、担任教諭などが窓口となり、宿泊先に食物アレルギー対応について確認をし、その確認内容を学校側から食物アレルギーのある児童・生徒の保護者に伝えることになります。ただし宿泊先の担当者が、食物アレルギー対応についての知識が不十分な場合もあります。実際に食物アレルギー児に提供される食事献立、原材料などの資料を取り寄せて確認しておきましょう。思わぬ食品に思わぬ原材料が使われていることがあります。たとえば、事例③の牛肉は、脂を注入して成型されていたものでした。使用される脂には、乳たんぱく加水分解物が含まれることもあるようです。そのほか「ベジミート」でのグルテン混入の例も報告されています。このあたりは栄養士の目できちんとチェックしておきたいところです。

現在のところ、飲食店では原材料のアレルゲン表示の義務はありません。宿泊先やお店の対応が曖昧なときは、食品を持ち込むなど別の選択肢も考えた方がよいでしょう。またバイキング形式など、食器などを共用する可能性がある場合にも注意が必要です。食事の配膳方法、提供の際の確認方法なども決めておきましょう。本人に対しても、食べる前に担任教諭など大人のチェックを受けるように指導しておくことも必要です。

—なるほど。『食物アレルギーの誤食&ひやりはっと集』では、このほか、お店の人が使用する食品の原材料変更に気づかなかった事例や、盛り付けのときに厨房内でトングを変えていなかったために起こったコンタミネーションも報告されていました。こうなるとすべてを完全に防ぐことはなかなか難しそうです。食品を扱う業者さんも含め、子どもの食事に関わる人々に対する啓発も必要になってきますね。また学校でも家庭科などの教科で、そうしたことをきちんと教え、また学ぶ場になっていけば、将来的には食物アレルギーに対する社会の意識も大きく変わっていくと思います。

この章のまとめ

＊家庭科の調理実習や、アレルゲンを含む教材を使用する理科や図工、食品を扱う体験型学習では、校内で食物アレルギー児が原因となる食品に触れる機会が生じる。とくに微量のアレルゲン摂取でも重篤なアレルギー反応を示す子どもがいる場合、その授業やイベントについての対応を、前もって校内の食物アレルギー対応委員会などで話し合っておく。

＊調理実習では、はじめから「食物アレルギーのある子は調理実習ができない」「自分のためだけに授業内容を変更してもらうのはわがまま」と考えている保護者や子どもがいる。もちろん人員・施設の関係で、すべてに対応できない場合はあるが、まずは担当の先生と保護者・子どもが率直に意見交換できる環境や関係づくりが大切。そのうえで状況が許せば、一緒に学べ、楽しめる工夫ができるとよい。

＊遠足などでのお菓子や食べ物の交換については十分な配慮が必要。大人の目の届かないところで交換されることもある。食品の原材料が、その場では正確にわからないことも多いため、「おやつ交換をしない」、食物アレルギーのある子は「引率の先生や保護者と確認してから食べる」「いただいたものは食べずに持ち帰る」などルールを決めておくとよい。

＊修学旅行などでの食事対応は、事前に食物アレルギー対応について飲食店や宿泊先と話し合っておく必要がある。通常は栄養教諭や担任教諭などが窓口となり、店や宿泊先に対応の確認をし、確認内容を学校側から保護者に伝える。ただし店や宿泊先の担当者の知識が不十分な場合もあり、あらかじめ提供される献立、原材料などの資料を取り寄せて確認しておくことも必要。宿泊先や店の対応が曖昧なときには、食品を持ち込むなど別の選択肢も考える。

＊配膳器具による混入や、バイキング形式などで食器などを共用する可能性がある場合にはとくに注意が必要。配膳の方法、提供の際の確認方法なども決めておく。本人にも、食前に担任教諭など大人のチェックを受けるように指導する。

第13章
自宅で摂取している量まで給食でも提供することの問題点

「なぜ以前と同じ対応をしてくれないの…」

―文部科学省の『学校給食における食物アレルギー対応指針』（以下『対応指針』）では、「原因食物の完全除去対応（提供するか・しないか）を原則とします」と明記されました。ですが、とくに以前から給食での食物アレルギー対応に熱心に取り組んできた学校などでは、「なぜ、前と同じように加工品だけ提供するなどの対応をしてくれないのか。何の問題もなかったのに…」といった保護者の方からの声があるそうです。それにどう向き合っていくべきか、どう対応したらよいか困っていらっしゃる先生も多いようでした。

そうですか。詳しい内容をお聞かせいただけますか。

―ある地域で過去に使われていた、食物アレルギー児に関する面談の調査表を見せていただきました。もちろん、現在は使用していないということですが、とくに「牛乳・乳製品」について「①加熱しない牛乳、②加熱しない乳製品、③加熱した牛乳を多く使う料理、④加熱した乳製品を多く使う料理、⑤加熱した牛乳・乳製品が比較的少ない料理」とカテゴリー分けをし、保護者に症状が出るものを詳しく聞いてから、給食対応を決めていたそうです。ほかにも「以前は、献立で使用する牛乳量で区分けをしていました」というお話もありました。

それは随分細かい分け方ですね。『対応指針』では、こうした細かい区分けはしないことを原則としています。なぜかというと、患者さん個人の摂取できるレベルに合わせて、一人ひとり異なるものを提供すると誤配膳のリスクが大きくなってしまうからです。そもそも、そのレベル分けの根拠が乏しかったり、曖昧であったりするために誤食事故が実際に起きているという報告もあります。また、近年、食物アレルギーのお子さんが増えている状況を考えると、たとえ今は細かいレベル分けをした対応ができていたとしても、今後、継続的に対応をしていくことはかなり困難になってくることも考えられます。そのきめ細やかな対応をするだけのマンパワーを確保することもそう簡単なことではないと思います。患者さんにとっては安全な対応となるように、給食調理に携わる栄養士や調理員の皆さんにとっては負担の少ない対応となるように、考えられた結果かなと思います。

――なるほど。

もちろん「個人の摂取可能量に応じた細かい対応を絶対にしてはいけない」と指針に書かれているわけではありません。しかし、もしそのような対応をするのであれば、栄養士の方々はもちろん、調理員の方々も食物アレルギーのアレルゲンについて正確な知識を習得する必要があります。アレルゲンの特徴は、食物によって異なりますので、それぞれの特徴を理解しておかなければ安全な対応は不可能だからです。

先ほどの牛乳の区分を例に考えてみましょう。まず、牛乳のアレルゲン（たんぱく質）は、熱に強い特徴をもっています。熱に強いというのは、つまり加熱してもあまり性質が変わらないということです。したがって、非加熱の牛乳と加熱の牛乳ではアレルゲン性の強弱にあまり差がないということになります。ですから、「①加熱しない牛乳」と「②加熱しない乳製品」は、アレルゲン性はそもそもあまり変わらないはずなのに、ここではこの区分で対応をしていらっしゃる、ということになります。また「③加熱した牛乳を多く使う料理」と「④加熱した乳製品を多く使う料理」とが区分けされていることにも疑問があります。

—と、いいますと…。

たとえば、バター265ｇとパルメザンチーズ3.6ｇに含まれるたんぱく質は約1.6ｇです。ほぼアレルゲン性として同程度であることからもおわかりいただけると思います。つまり単に乳製品の量から「アレルゲンの量を一概に多い、あるいは少ない」と換算し、判断することはできないのです。もし、チーズ小さじ1杯（乳のたんぱく質約0.9ｇ）を、「乳製品で少量のもの」と捉えてしまって、牛乳少量（たとえば牛乳20㎖：乳のたんぱく質約0.7ｇ）まで摂取できる患者さんに提供してしまったら、症状が出てしまう可能性があるのです。

―う〜ん、そうですね。

アレルゲンの換算は容易ではありません。ですから、仮に個人の摂取量に合わせた対応をされるのであれば、調理に携わる皆さんが「これくらいなら大丈夫だろう」といった推測だけでアレルゲン性を考えて調理に利用することは決してあってはならない、ということになります。そう考えていきますと、「⑤加熱した牛乳・乳製品が比較的少ない料理」もおかしな考え方であることにお気づきいただけると思います。さらにいえば、「比較的」という表現も、どの程度のことを示しているのか曖昧であり、やはり事故につながりかねません。

―わかりました。ただ一方で、鶏卵については例外的な3段階の対応も検討できるのですよね。本書でも、『保育所におけるアレルギー対応ガイドライン』（2011年，厚生労働省）を紹介しながら、鶏卵については「加熱鶏卵のみ提供」の考え方があることも紹介しました（第3章・P38）。

鶏卵は加熱によって変性しやすいたんぱく質がアレルゲンですので、加熱鶏卵は食べられるが、非加熱鶏卵は食べられない患者さんは相当数います。また、非加熱鶏卵は給食で基本的に提供されないという背景もあります。やはり、アレルゲンごとに理解を深めなければなりません。

―食物アレルギー対応の原則である「必要最小限の除去」、そして対象となるアレルゲンの性質の正確な理解。この2つが欠かせないのですね。

もし「何が何でも細かいレベル分けをした対応を実施していきたい」とお考えになられるような場合には、「アレルゲン性の強弱について、矛盾なく説明がきちんとできること」「誰が調理に携わったとしても、誤解なくアレルゲン性の判断ができること」が前提となります。そしてさらにそれを保護者の方にも伝えて、両者で誤解が生じない状況にする、ということが必要です。そのことがまずあり、はじめて「個人の摂取量に合わせて対応する」と判断して対応していくことになります。

―さらに食品成分表などから計算されるアレルゲン量は、あくまで「標準値」つまり理論値であること、アレルギーのある子どものその日の体調によっても発症にいたる閾値が変わることなども、これまで学んできました。細かいレベル分けをした対応がいかにリスクが大きいかは多くの先生方も納得されていると思います。ただ、こうした区分け表を作ったいきさつを伺ってみると、もともと医師から提出される診断書の記述がかなり曖昧で、そうした医師に「どのくらいなら症状が出ないのかをきちんと伝えてほしい」という思いから、学校側で基準のようなものを作ろうとしたそうです。

なるほど、そのように学校側が動かれたご苦労はよく理解できます。食物経口負荷試験が広く行われていなかった時期があったことを考えると仕方がなかったことかもしれません。

—はい。この10年間くらいで大きく変化したことです。

しかし、たとえ背景はそうであっても、今、現実的に危険が伴う個人の摂取量に合わせた対応をされている学校や施設については、見直しをこの機会に行っていただき、より確実に安全な給食提供とは何かを検討していただけるとよいのではないかと思います。

今まで事故や問題は起きていなくても

—はい。ただ話が厄介になるのはここからで、これまでそうした対応で、とくに事故や問題は起きていなかった。でも今回『対応指針』が出たことで、ある意味、突然、学校給食で個人の摂取量に合わせた対応がだめとなった。これを保護者にどう説明したらよいのか困っている。「保護者を納得させられる言葉がうまく見つからない…」といいます。

そうですね。方針を変えていくにあたっては、いきなり変えてしまうと保護者の方もそして学校側の皆さんも非常に混乱してしまうと思います。ですから、方針を変えるに当たってはある程度時間をかけて、適切な対応をできるように目指していく、ということになるかと思います。確かに「昨日まで対応してもらっていたのに、明日からは対応できません」というわけにもいかないと思いますので。まずは、なぜお子さんの食べられる量に合わせた対応を行うことが危険なのかを保護者の方にしっかりお伝えして、「切り替え時期は2学期からです」とか「来年度からです」など、移行期間を設ける必要もあるのではないでしょうか。

――なるほど。それは現実的な考え方です。

『対応方針』にも「個人の摂取量に合わせた対応をしてはいけません」とは書かれていません。正確に引用しますと「〝安全性〟の確保のために、従来の多段階の除去食や代替食提供は行わず、原因食物を『提供するか・しないかの二者択一』を原則的な対応とすることが望ましい」とあります（同書P37）。ですから、くり返しになりますが、「個人の摂取可能量に合わせた対応を当校は行うのだ」と強くお考えの場合には、安全に提供できる対応とは何か（どのような方法をとれば誤配膳は絶対に起きないのかなど）をよく検討してもらう必要があると思います。アレルゲン（原因食物）や重症度（アナフィラキシーを起こすような重症な患者さんがいる学校なのかどうか）なども検討材料になると思います。

ここで牛乳アレルギーであっても、「パン（乳使用）だけは食べられる子には提供する」ということを学校として考えるケースを考えてみます。その場合、「パン1枚に使用されている牛乳は何㎖を超えることは絶対ない」ということを業者に確認する必要があります。そのうえで、どのお子さんにはパンを提供できるのか、またできないのかといった基準を設けておくことになるのではないでしょうか。その基準が誰にとっても明確になっている必要があります。また誤配膳が絶対に起こらない仕組みも作っておかなければなりません。そしてパンを提供してよい牛乳アレルギー患者さんとパンを提供してはいけない患者さんが同じ学校内に混在していることを全職員が理解しておく必要があります。

―とくに学校給食では、伝統的に給食用パンにスキムミルクを練り込みます。

そうですね。スキムミルクは脱脂粉乳で、たんぱく質のかたまりのようなものです。少量であってもアレルゲン性は強い食品になります。ですから、保護者が「うちの子は食パンを食べられます」と言っている「食パン」と、給食で提供する「食パン」に含まれる牛乳のアレルゲン性が違うということは多分にあり得ます。市販されている食パンには、食パン1枚あたりに牛乳として1㎖程度しか含まれていないものもありますが、給食で使用する食パンは1枚あたり牛乳として15㎖程度含むものもあります。もちろん、パンだけは提供をしてほしいと思われている保護者の方のお気持ちはよくわかります。ですが、食物アレルギーのある子どもたちが増えていますし、個々の状況に応えていくのは大量調理の現場ではかなり難しいと言わざるを得ません。ですから保護者のお気持ちや食物アレルギーのあるお子さんのお気持ちに寄り添ったうえで、「お子さん1人ひとりの状況に合わせた対応はしかねる」ということを、まず保護者の方に理由、経緯、移行期間などを示したうえでご納得していただくしかないと思います。

「今まで事故が起きなかったから」と、みなさんよくおっしゃるのですが、それはたまたまかもしれません。食物アレルギーの事故に限りませんが、いろいろな事故が世の中では起こります。どの事故も「起こると思っていたら、やっぱり起こった」というものはほぼなく、「起こらないと思っていた、これまでは起こらなかった、なのに想定外で今回は事故が起こってしまった」ということの方が多いのではないでしょうか。二度と、調布市で起こったような誤食事故を起こさないためには、個々の摂取可能量に合わせた対応については慎重にならざるを得ません。これはお子さんの大切な命を守ることはもちろんですが、給食を一生懸命作ってくださる栄養士や調理員のみなさんにとっても、今後、決してつらい思いをされないように配慮された指針だと私は理解しています。

アレルゲン量の換算やアレルゲン性の強弱の判断は容易ではない

さらにパンの例で続けていえば、同じ「パン」でも、「チーズパン」などになると、これは含まれているアレルゲン量は結構多くなります。そのあたりも考えると、食品を厳密に「これは大丈夫・これはだめ」と区分していくことは、じつはとても難しいことがわかっていただけると思います。私が経験した患者さんの事例ですが、牛乳が10㎖を解除されている患者さんがいました。そのお子さんは、あるメーカーのブランドの乳製品を含むハム1枚は食べられるようになっていました。ところがある日、「同じメーカーの、ほかのブランドのハムを食べたら症状が出た」という報告が主治医にあったのです。食品メーカーに問い合わせてみたら、食べられていたという方のハムには牛乳が3㎖しか入っていないのですが、症状が出たハムには牛乳で10㎖相当の乳成分が入っていたことがわかりました。

その差で症状が出てしまったのです。こう考えますと、一概に「ハム1枚は大丈夫だから、給食でもハム1枚は提供してください」ともいえないことがご理解いただけると思います。

―はい。

それこそ「牛乳100㎖まで摂取可能」と医師から指示が出ている人なら、パン1人分くらいはまったく問題なく食べられるでしょうし、ハムも1人分は問題なく食べられると思います。そして実際に、あるお子さんの摂取可能量に合わせた対応を学校給食で始めたとしましょう。でもそこで問われてくるのは、調理に携わるスタッフ全員が、毎回、間違えずに、そして使用食品のアレルゲン性の強弱や換算量を常に頭に置きながら対応し、該当するお子さんに確実に提供できるかです。ハムの例なら、ある日、普段使っているハムがどうしても手に入らなくて、「別のハムがあったからこれを提供しよう…」となったとき、スタッフ全員がアレルゲン性について確認することができるのか。とくに重症の子であった場合、もしそれができなかったときの事故のリスクがとても怖いのです。

―本当にそうですね。調理現場では民間委託も進んでいますし、パートさんも含め、スタッフ全員がそうしたスキルを習得し、しかも思いを一つにしていくことはなかなか容易ではありません。

調布市での死亡事故の原因食物はチーズだといわれています。文部科学省としても「やはり個々の摂取量に合わせた対応にはリスクが伴う、安全面から考えて勧められない」ということなのだと思います。それでもなお、どうしても個々の摂取量に合わせた対応をするという方針で学校給食を提供されるのでしたら、先ほども申しましたが、スタッフ全員、そこには校長先生や施設長まで含めて、関係者全員でアレルゲンの勉強から始めて、保護者にも正確に伝わるように話をし、そのうえで給食で使う原因になりそうな食品の１つひとつについてアレルゲン換算表を作ってということになるのかとは思いますが…。しかし、それでも私はまだ難しいのではないかと思います。

―ご専門とされ、実態を知れば知るほど難しさや事故のリスクを痛感されるのですね。先ほど話に出た鶏卵の区分けでも、実際に給食献立や食品に落とし込むとき、どこまでを「非加熱卵として扱う食品」とし、どこからを「加熱卵として扱う食品」にするかは、なかなか大変だということでした。

はい。たとえば、加熱鶏卵で２分の１個まで摂取できて、パンケーキやハンバーグを食べることができていた患者さんが、ある日、カステラやバームクーヘンを食べて症状が出たというケースはあります。おそらく製造過程での加熱方法に差があるのだと思います。医師からは「加熱した鶏卵は大丈夫」と言われていたにもかかわらず、症状が出てしまう。これは学校給食でも十分に起こりうることです。もし、加熱した鶏卵を給食で提供するとしたら、加熱が十分にできたということの保証を調理現場で毎回きちんとしていかないといけませんね。

また先ほどおっしゃった保育所のガイドラインの話ですが、鶏卵の例外的な３段階の対応は、とくに患者さんの多くでアレルゲンとなっている卵白のアレルゲンが加熱によってアレルゲン性が弱くなることと、給食では基本的に非加熱鶏卵は提供されないことを背景に設けられた措置だと思います。ですが、各食品に含まれる鶏卵のアレルゲン性、そして個人によって症状を起こすアレルゲンの量などが異なることをよく理解していないと、対応はとてもリスキーなのです。さらに、たとえ栄養士の方々はよく理解していらっしゃったとしても、調理に携わる方全員が理解されているのか、また栄養士さんが調理場にいるときは対応できるが、その方がいないときはどうなるのか、もっといえば年度が変わって栄養士さんが異動された後も同じことができるのか…、となったら、やはり個々の摂取可能量に合わせた対応を学校給食現場で行っていくのはそう簡単ではないように思います。

「提供するか・しないか」の対応にスムーズに移行するために

また「提供するか・しないか」の対応は、栄養士さん自身の負担を軽減することにつながります。学校に上がる前の保育所なら規模も小さいので、個別対応に丁寧に応じてくれていたケースは多々あることでしょう。「学校に上がったら対応してくれない」と思っていらっしゃる保護者の方は結構多いと思います。でも、そこは時間をかけて納得していただくしかないと思います。保護者の方々にも、学校の集団給食の食数の話などを根気よく説明するとご納得いただけると思います。病院でも患者さんたちには、集団給食での対応には限界があり、過剰に期待されないようにと話をさせていただいています。

―そうなのですね。

調布市での死亡事故をきっかけにして、すぐに個人の摂取量に応じた対応を取りやめた自治体のお話を伺ったことがあります。やはり、1年間くらいは、そのことについての問い合わせ対応に追われていたとおっしゃっていました。でも、そこはやはり腰を据えて保護者の方に話していくしかありません。ちなみにその自治体では、今は保護者からの問い合わせはほぼなくなっているそうです。もちろん実際に対応に当たる方々のことを考えると胸が痛むのですが、でも安全な対応のためには曖昧な対応はなくしていくしかないと思います。

―『対応指針』もあります。「国でもこう言っているから…」と説得もしやすいかもしれません。

長い目で見て、そして教育委員会、校長先生や施設長にこの方針をよく理解していただいて、率先して保護者の方々にお伝えいただくことが大切です。やはり栄養士さんや調理員の方だけで保護者の方にご納得いただくには限界があります。栄養士の先生方の「以前のように個人の摂取量に合わせた対応をしてあげたい」というお気持ちもとてもよくわかりますし、「なるべく食べられるものはみんなと一緒に食べたせてあげたい」という保護者の気持ちもよくわかります。ただし、善意で行った対応で、万一、事故につながったら、症状の出た子どももかわいそうですし、学校給食に関わっている方、みなさんも気の毒です。

面談の進め方

――先生方からの「保護者を納得させられる言葉が見つからない」という言葉が強く印象に残っています。たとえば面談で、自宅の摂取状況などを詳しくヒヤリングをしていくと、かえって「自宅の対応と同様の対応をしてもらえる」といった期待を高めてしまうのではないかという声もありました。面談ではどう対応したらよいのでしょう？　もちろん牛乳アレルギーに限らずですが…。

面談でとくに確認しておきたいことは重症度です。具体的には「何を食べてどんな症状が出たか」を聞くことになります。東京都調布市が作った面談シートの様式が参考になると思います。「何歳のときに何をどのような調理方法でどのくらい食べてどんな症状が出たか。症状は軽かったのかアナフィラキシーを伴うような重篤な症状であったのか」。こんな感じで聞いていただくと「微量の牛乳でも症状が出た」のか「牛乳をある程度量をとって症状が出た」のかで重症度がわかります。栄養士としては、そのくらいを把握していればよいのではないでしょうか。決して、「どんな食品なら食べられて…」と、微に入り細にわたり聞き取る必要はないと思います。

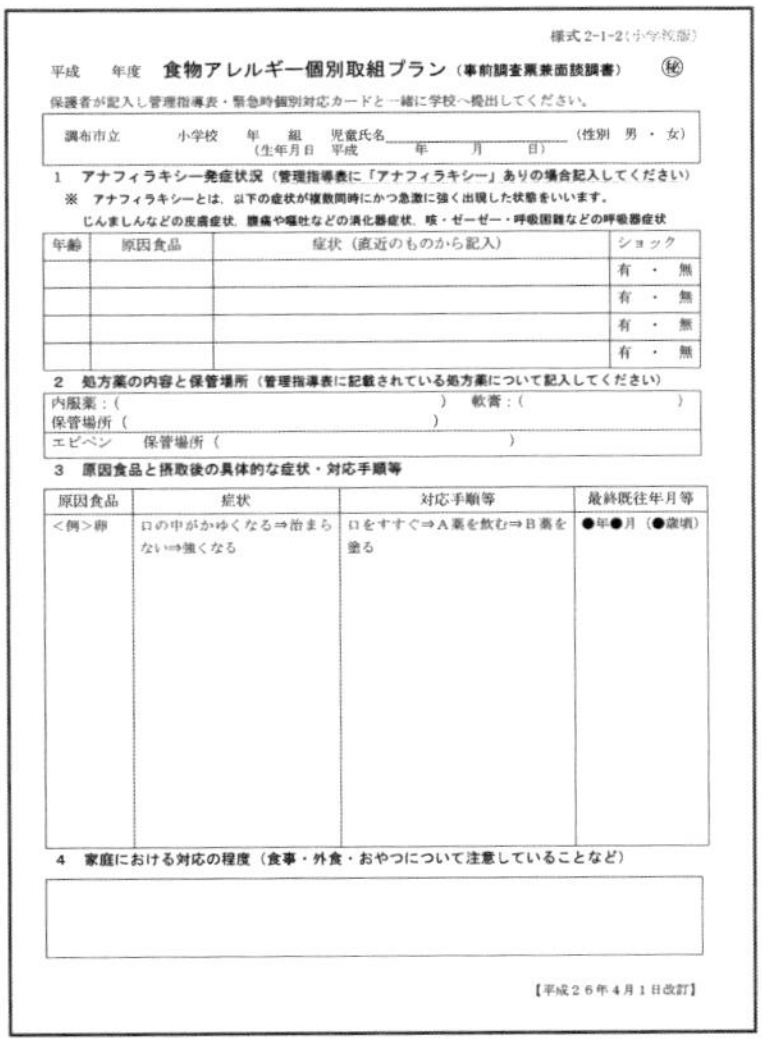

様式2-1-2(小学校版)

平成　　年度　食物アレルギー個別取組プラン（事前調査票兼面談調書）　㊙

保護者が記入し管理指導表・緊急時個別対応カードと一緒に学校へ提出してください。

調布市立　　　小学校　　年　　組　　児童氏名＿＿＿＿＿＿（性別　男・女）
（生年月日　平成　　年　　月　　日）

1　アナフィラキシー発症状況（管理指導表に「アナフィラキシー」ありの場合記入してください）
※　アナフィラキシーとは、以下の症状が複数同時にかつ急激に強く出現した状態をいいます。
じんましんなどの皮膚症状、腹痛や嘔吐などの消化器症状、咳・ゼーゼー・呼吸困難などの呼吸器症状

年齢	原因食品	症状（直近のものから記入）	ショック
			有・無
			有・無
			有・無
			有・無

2　処方薬の内容と保管場所（管理指導表に記載されている処方薬について記入してください）
内服薬：（　　　）　軟膏：（　　　）
保管場所（　　　）
エピペン　　保管場所（　　　）

3　原因食品と摂取後の具体的な症状・対応手順等

原因食品	症状	対応手順等	最終既往年月等
<例>卵	口の中がかゆくなる⇒治まらない⇒強くなる	口をすすぐ⇒A薬を飲む⇒B薬を塗る	●年●月（●歳頃）

4　家庭における対応の程度（食事・外食・おやつについて注意していることなど）

【平成26年4月1日改訂】

調布市「食物アレルギー個別取組プラン（事前調査票兼面談調書（小学校版））」、『調布市立学校食物アレルギー対応マニュアル（平成29年3月改訂）様式・資料集』、同市HP（http://www.city.chofu.tokyo.jp/www/contents/1401691855004/index.html）からDL可。（2018年1月26日）

——症状が出たものと、症度の軽重を把握するだけでよいのですか？

基本的にはそれでよいと思います。たとえば鶏卵だったら「半年前にオムレツを間違って食べたときに皮膚症状が出た」とか「1歳のときに鶏卵が入ったパンを食べてアナフィラキシーを起こして、それ以来、食べていない」とか。後者のケースでしたら、「じゃあ、もしかするとよくなっている可能性もありますね。食物負荷試験をご存じですか…」といった感じで話を進めていただきます。決してあまり細かく「鶏卵を含む食品のなかで何を家で食べていますか？」と聞く必要はありません。むしろ、そう聞かれると保護者の方には「自宅と同様の対応をしてくれるのかな？」と期待させてしまうと思います。

——そうなのですか。でも、現在の状況を細かく聞いていく方が丁寧でよいと思われている方も少なくないかもしれません…。

もちろん、参考にということで、現在、自宅でどの程度まで摂取しているのかは聞いてもよいと思います。保護者の方が問わず語りにおっしゃることを書き留めておくくらいでよいと思います。もし給食でも自宅と同様の対応をしてもらいたいと保護者の方からご要望があったら、「お家では○○などは摂取できているのですね。早く除去が解除されるといいですね」といった対応でよいのではないでしょうか。

なお『対応指針』では、アレルゲンを含む食品を提供するかしないかのいずれかの対応、ということになっていますが、調味料やだし等については「使えるものは使いましょう」という方針です。ですから調味料等については自宅での摂取可否を確認する必要がありますね。先の『保育所におけるアレルギー疾患生活管理指導表』でしたら「保育所での生活上の留意点　D除去食品で摂取不可能なもの」です。学校で使用されている現行の『学校生活管理指導表』では記入欄がとくに設けられていませんので、そこについては積極的にヒヤリングしてください。

―第2章で学んだことですね。鶏卵でしたら「卵殻カルシウム」、牛乳・乳製品では「乳糖」、小麦では「しょうゆ・酢・麦茶」、魚で「かつおだし・いりこだし」などでした。

はい。鶏卵（卵）アレルギーでしたら「卵殻カルシウムは摂取していますか？」と尋ねて、「家でも食べています」というお答えでしたら、「では、給食でも卵殻カルシウムを含む食品は提供します」といったやりとりになります。そのほかの食品や料理については自宅での細かい摂取状況を確認する必要はないと思います。

―確かに丁寧にヒヤリングをすればするほど、保護者の方には「もしかして対応してくれるのかな」といった期待を高めてしまうかもしれません。でもだからといって会話を自制してしまうと、何かあまりに淡々としすぎてしまうような気も…。

そうでしょうか。面談を効率的に行うという点でも、必要ないことはお聞きする必要はないと思います。でも、もしかすると単に学校側の都合だけで個々の摂取量までは提供するという対応をしたくないと受け止めてしまう保護者の方もいらっしゃるかもしれません。実際に重度の食物アレルギー症状を経験されていない方ほどそうかもしれませんね。しかし、くり返しますが、個々の状況に合わせた対応に伴うリスク、集団給食での特徴を丁寧に保護者の方々にお伝えするしかありません。

面談の結果、自宅ではほとんど除去をしていないような状況がわかれば、負荷試験を受けて確認していただくと除去解除ができる場合もあります。また保護者の方が積極的に自宅で摂取を進められていないだけで、じつは除去解除できるくらい症状が改善している、といったこともあります。その場合は学校で除去対応をしないことが、かえってプラスに働くこともあると思います。

—そうですね。教えていただいた面談でのやりとりは「学校給食での食物アレルギー対応について保護者にどのように伝え、どう納得していただくか」という悩み解決のヒントになりそうです。

ここで誤解しないでいただきたいのですが、決して「食物アレルギーをもっている人はみんなお弁当にしましょう」ということではありません。食物アレルギーがあるお子さんにも安全に給食提供が行われるための方針かと思います。また「食物経口負荷試験を定期的に受けて、除去解除されることを目指していきましょう」という方向にしていきたいという願いも、この『対応指針』の中にはきっと込められているのだと思います。

ご自宅では、医師に指示を受けて、積極的に食べられる量までは食べて、少しずつ食べられる食品を増やしていくことに取り組んでいただく。病院で食物経口負荷試験を受けていただいて問題なく摂取できる量がわかれば、それを一定期間は自宅で摂取し、くり返し負荷試験を受けながら摂取できる量を増やしていき、やがて除去解除となったら、晴れて学校給食でも食べられるようになる、という図式です。はじめに「個人の摂取量に合わせた対応をする」と考えてしまうと、誰でも「やってあげたい」と思うのは、ある意味、当たり前でしょう。でも、その対応を行う際の基準が得てして、かなりあやふやなものになっています。私自身も、「うちの学校で使っているアレルギー対応のための〝基準表〟を確認してもらえませんか」と依頼されることがありますが、そのたびに、アレルゲン性の換算の難しさ、曖昧な除去対応のレベル作りが安全な給食提供から遠ざかってしまうことについて説明させていただいています。またそのように説明をさせていただくと、栄養士の方々ご自身も、「おかしいと思っていた」「モヤモヤしていたけれどもすっきりした」と納得してくださいます。

——なるほど。

次章では「食物経口負荷試験」がどのように行われているかについてお話ししたいと思います。おそらく読者の先生方も詳しく負荷試験についてご存じの方は決して多くないのではないかと思います。食物経口負荷試験の実際を知ることで、「なぜ個人の摂取量に合わせた対応は危険なのか」を実感としてよくご理解いただけるのではないかと思います。

この章のまとめ

＊文部科学省『学校給食における食物アレルギー対応指針』では、学校給食において提供するかしないかを原則とした。個人の摂取量に合わせ、異なるものを提供すると誤配膳のリスクが大きくなる。また、アレルゲンの特徴は、食物によって異なり、それぞれの特徴を理解しなければ安全な対応は不可能。

＊これまで牛乳などで個々の摂取量に合わせた対応をしていたところでも、「今まで何もなかったから…」とは考えず、保護者や子どもの気持ちに寄り添ったうえで、個別対応はしかねることを、理由、経緯、また移行期間などを示して納得してもらえるよう試みる。教育委員会、校長や施設長との共通理解も大切で、周知や説得に当たっては必ず協力してもらう。

＊保護者との面談でとくに確認しておきたいことは重症度。基本的には症状が出た食品と症状の軽重を聞く。食品や料理についての自宅での細かい摂取状況まで確認する必要はない。自宅での摂取状況については参考までとしておく。

＊ただし調味料やだし等など、については「完全除去であっても使えるものは使う」という方針。自宅での摂取可否を必ず確認する。現行の『学校生活管理指導表』ではとくに記入欄がないため、注意して積極的にヒヤリングする。

＊アレルゲンを含む食品を「提供するか・しないか」という対応の徹底は、決して「食物アレルギーをもっている人はみんなお弁当に」ということではない。安全に給食提供が行われるための方針。さらに「食物経口負荷試験を定期的に受け、除去解除されることを目指していこう」という方向性で取り組んでいきたいという願いも込められている。

第14章 食物経口負荷試験について

負荷試験を行う理由と目的

――この章では林先生に、食物経口負荷試験（以下、「負荷試験」）についてお話を伺います。ご存じのように、現在、集団給食での食物アレルギー対応において「個々の摂取量に合わせた対応」は、とてもリスキーな対応であると考えられるようになってきています。しかし、これはこの10数年ほどでとくに大きく変わったことではないかと感じる事柄です。じつはこの間、負荷試験がアレルギー医療の現場で広く行われるようになってきて、そのことがこうした認識をさらに強くしたということでした。まず、実際に負荷試験が専門医療機関でどう実施されているのか教えてください。

食物アレルギーの対応の基本は「必要最小限の食物除去」です。「実際に食べて症状が出るものは除去をし、食べて症状が出ないものは除去せずに食べましょう」という考え方がその大前提になっています。そして、この「必要最小限の食物除去」を行うためにこそ「負荷試験」を受けていただくことが基本となっています。

―はい。血液検査（IgE抗体検査）の結果だけで食物アレルギーの正確な診断はできず、実際に食べてみて症状が出るかどうかを医師の指導のもとで確認しなければ必要最小限の食物除去対応を行うことはできない。そのことは何度も伺いました。

負荷試験を行う目的には、食物アレルギーの「原因抗原の診断」と「耐性獲得の判断」の根拠にするということがあります[*1]。「原因抗原の診断」というのは、本当に除去をしなければならない食物を見極める（決定する）ということです。実際に食べてみて症状が出れば、その食物は除去する必要があると診断され、食べてみて症状が出なければその食物を除去する必要はないと診断されます。

また除去食物であっても、「症状なく食べられる量までは食べる」というのが必要最小限の食物除去の考え方ですから、どのくらいの量までなら症状なく食べられることができるのか、も負荷試験で確認します。その結果、自宅では「この量までは食べてみましょう」と指示が出る、ということになります。

―そこはいたってシンプルですね。

「耐性獲得の判断」というのは、これまでは食物アレルギーと診断されて特定の食物を除去していたけれども、除去する必要がなくなっているかどうかを見極めるということです。一般的には、患者さんの年齢が上がることによって食物アレルギーは治ってくる傾向にありますので（鶏卵、牛乳、小麦のアレルギーは3歳くらいまでに50％くらいの方が、6歳くらいまでに80～90％の方が治るといわれています[*1]、治ったかどうかを定期的に確認する必要があります。食物アレルギーは、食物を除去している間は治ったかどうかに気づくことはできませんので、負荷試験を行って治ったかどうかの確認をすることになります。

―そうですね。とくに集団給食が始まる前（就園前や就学前）に確認しておくことは大事です。

とはいっても、直近にアナフィラキシーを起こしてしまっていたり、もちろん0歳児の赤ちゃんなど離乳食が全然進んでおらず、食べる量がごくわずかであるような場合など負荷試験を実施できないケースもあります。たとえば牛乳アレルギーと診断されている方が、つい最近、牛乳の含まれた食品を誤食してしまい、アナフィラキシーを起こしてしまった、という事実があった場合、その方に牛乳の負荷試験を行うことのリスクは非常に高くなります。ですからそうした方への牛乳の負荷試験は当面行わない、ということになります。

食物経口負荷試験の実際

―確かにそれはそうですね。では実際、負荷試験はどのように進められるのでしょう？

負荷試験で負荷する食物は、1日に1つのアレルゲンです。多品目にアレルギーのある方が、一度に複数の食物の負荷試験を行ってしまうと、症状が出た場合に何の食物が原因なのかわからなくなるためです。また負荷試験は、アレルギー専門医など食物アレルギーに詳しい医師がいる医療機関で、負荷試験で症状が出た場合にもすぐに対応ができる設備が整った環境で行うことが基本となります。自宅や学校などで負荷試験を行うことは危険です。もちろん施設（病院）によって、負荷試験を行う段取りなどは若干異なるところもあると思いますが、やり方はおおむね同じと考えてよいと思います。医師や看護師の見守る中で医師の決めた量の負荷試験食品を食べます。

――「負荷試験食品」というのはどのようなものなのですか？

除去していた食物をそのまま食べたり飲んだりしてもらう場合、つまり鶏卵をゆでて食べてもらう、牛乳を飲んでもらう、という場合と、除去していた食物をパンケーキやハンバーグのようなものの材料として使用し、それを食べてもらう場合とがあります。実際、除去していた食物をそのまま食べるのは子どもたちにとってうれしいことではない場合があるので、何かに混ぜて食べてもらう方が子どもたちの負担は減ります。アレルギーのある子どもたちは、それらを「食べたら症状が出るよ」といわれて育ってきていますし、においや味にもあまり慣れていません。したがって、除去していた食べ物が苦手であるケースが多く、負荷試験でなかなか食べたがらないことがあります。

――なるほど。

とはいえ、負荷する食品の量が多くなると何かに混ぜるということは難しくなりますから、やはりそのものを飲んだり食べたりしてもらうことになります。入院で負荷試験を行う場合には院内の栄養管理室で負荷試験食品を用意（調理）することが基本となりますが、入院せずに負荷試験を行う場合には保護者の方に持参してもらうことになります。ですからお子さんの好きな料理に負荷試験食品(除去食物）を混ぜてきてもらうようなことが可能です。

――検査の流れはどうなりますか？

負荷試験をスタートするにあたっては、その日の体調に問題がないかなどを確認しておく必要があるので（かぜなどをひいて体調が悪い場合や、ぜんそくの発作が出ているような場合には負荷試験をすることは基本的にできません）。来院していただいて初めに医師や看護師が問診、診察をします。診療で問題がなければ、その日の負荷試験食品を食べるのですが、負荷試験食品全量を一度に食べて強い症状が誘発されないように、基本的には負荷量を分割して少量を摂取してもらいます。その量を摂取した後に、30分～60分程度、医師、看護師、保護者が観察をして、症状が出てこなければ残りの量を摂取してもらう、といった流れです。全量を摂取してからは、医師、看護師、保護者が引き続き数時間程度観察を行い、症状が出なければ、その日に食べた量までは自宅で摂取してみましょう、という指示が医師から出されます。もし負荷試験の途中に症状が出てしまった場合には、その症状に応じて医師が治療を行います。

——自宅での摂取量はどのように指示されますか。また除去解除に至るまでにどんなステップがあるのでしょう？

自宅で一定期間（2～3ヵ月程度）、負荷試験で摂取した量（食べて症状が出なかった量）を上限に医師が指示する該当アレルゲンが含まれたいろいろな食品をくり返し食べ、問題がなければ、さらに多い量の負荷試験を実施するという流れになります。

——負荷試験で実施されるアレルゲン食品の「負荷量」は、どのように決められるのですか？

負荷試験食品の量をどのように決めているかということですね。それは、なぜこの負荷試験を行うかということに立ち戻って考えていただくとよく理解できると思います。負荷試験の目的は、少量を摂取できるようになり、最終的には除去解除を目指すことにあります。ですから自宅での摂取量がQOLを上げることにつながっていかなければ患者さんにとって負荷試験を受ける意味がありません。

たとえば、牛乳の負荷試験を行う場合、1㎖、2㎖、3㎖…とあまりに小刻みに負荷試験を行っていったとして、1㎖と2㎖の違いで自宅で摂取できるものに変わりはないということになります。それでは患者さんが負荷試験を受けるメリットがないわけです。

―負荷試験は、症状が出るアレルゲン量の閾値《いきち》を厳密に探る〝科学実験〟ではなく、あくまで生活の場で役立てるための目的で行われるのですね。

はい。『食物アレルギー診療ガイドライン２０１６』では少量→中等量→日常摂取量と進めていくように記載されています。たとえば牛乳の負荷試験で３㎖の負荷試験、25㎖の負荷試験、２００㎖の負荷試験の３段階を設定しているとします[*2]。３㎖の摂取を医師から指示されれば、それまで牛乳・乳製品は全て除去する生活を送っていた方が、微量のコンタミネーションには神経質にならずにすみます。そして次の25㎖の負荷試験で症状が出なかった場合は、食パン１枚、クッキー２～３枚、カレーのルウ１人分など、牛乳が含まれるさまざまな加工品を摂取できる可能性が高くなります。

ただし具体的に食べられる食品については、食品に含まれる牛乳の量が個々の食品によって異なりますので、患者さんが負荷試験後に自宅で食べられる食品については自己判断をせず、必ず医師の指示に従ってもらいます。このように摂取量を増やしていって、最終的に牛乳２００㎖が摂取できたら、自宅で牛乳２００㎖までと牛乳２００㎖相当のたんぱく質を含む、さまざまな乳製品を試してもらいます。そして体調のよいときでも悪いときでも、給食１食分に相当するような牛乳や乳製品の量を自宅で食べても問題がないことが確認できて初めて「給食でも牛乳を提供してもらってよい」ということになります。

—そこで除去解除となるわけですね。

はい。ただこのように負荷試験で症状が出なければ、次の負荷量に進んで摂取量を増やしていくことになりますが、もし症状が出てしまった場合には、基本的には負荷試験を受ける前までと同じ生活を続けていただくことになります。

—1つ上の量に行こうとして問題が起きたら、もとの量にとどまるということですね。

はい。基本的にはもともと除去をしていた場合は引き続き除去を継続し、ある程度の量まで摂取をしていた場合にはこれまでと同じ量までの摂取を継続してもらいます。その後、半年から1年後にまた負荷試験を行って、症状が軽減されているか、治っているかを確認することになります。

食物経口負荷試験を受けられる病院・施設

—とても慎重に進められるのですね。期間も必然的に長くかかりそうです。この負荷試験はどこの病院でも受けられるのですか？

なかなかどこの病院でも受けられるというわけではありません。「食物アレルギー研究会」のＷｅ

bサイト（http://www.foodallergy.jp）に、「日本小児科学会指導研修施設における食物経口負荷試験実施施設一覧」のページがありますので、そちらもご参考ください。もちろん、こちらに掲載されている施設以外にも負荷試験を実施されている医療機関はあります。かかりつけ医師などに一度ご相談されるとよいと思います。ちなみに（独）国立病院機構相模原病院には、全国から（北海道や九州地方の方はもちろん、海外に居住されている方々が短期帰国の際に負荷試験を受けられることもあります）患者さんがお見えになっています。お住まいの地域に負荷試験を受けられそうな施設がない、という患者さんがいらしたら、問い合わせをされてみてください。

―大病院ですので、紹介状がないと受診は難しくないですか？

基本的にはかかりつけ医で紹介状を書いてもらった方がよいと思います。詳しくは（独）国立病院機構相模原病院のＷｅｂサイト等でご確認ください。食物アレルギーでは、正確な診断や負荷試験は専門の施設で受け、日ごろの症状の相談や薬の処方はかかりつけの医師の先生に相談されるとよいのではないかと思います。

臨床現場で感じる、症状なく食べ進めていくことの難しさ

―負荷試験についてお伺いしたそもそもの本題に戻りますが、給食で個々の摂取量に合わせた提供

がいかに危険かを、負荷試験を通して実感されたり痛感されたりすることはやはり多いのですか？

そうですね、本当にいろいろあります…。加熱した鶏卵2分の1個を負荷試験で無症状で食べられたお子さんが、自宅でバウムクーヘンやカステラを食べたら症状が出たというようなケースなどですね。鶏卵は加熱によってアレルゲン性が大きく変化するアレルゲンですが、バウムクーヘンやカステラには加熱の温度が低いものと高いものがあります。やはり、医師の指示に基づいてご自宅で、保護者の方の目がしっかり届く範囲でいろいろな食品を食べてみてもらい、いつ何を食べても症状が出ない段階になって初めて給食で提供してもらうことは重要だと常々感じます。

また負荷試験で1度食べて症状が出なかったから次も絶対に症状が出ないとは限りません。したがって、くり返し自宅で摂取していただいて症状なく食べられることを確認することが必要です。

――臨床の現場をあまり知らない私などは、どうも「パッチテスト」と同じようなイメージで捉えていて、すぐにでも結果が出てくるものと思っていましたが、まったく違いました。

はい。アレルゲンとなる食品の摂取を進めていく過程がそんなにスムーズにはいかないということはおわかりいただけたかと思います。病院によって負荷試験の方法に多少の違いはありますが、段階的に時間をかけて進めていく方法は、どこの施設でも同じかと思います。まずは少量の負荷試験を受けてもらって、その結果、症状が出なかった場合には自宅で2～3ヵ月間くらいは負荷試験で摂取した量を上限にして、くり返し摂取してもらいます。つまり、負荷試験で食べたものと同じ食品や、負荷したアレルゲンの量を超えないと考えられる加工品など医師から指示されたものを何度も食べてみて症状が出ないことを確認することになります。症状が出ないことが確認されたら、次に負荷する量を増やした負荷試験をしてみる、という流れになります。

栄養士の先生方や患者さんの中には、1回の負荷試験を受けて症状が出なければ「翌日からすぐに自由に食べられる」といったイメージをお持ちの方もいらっしゃるのではないかと思います。これは、実際の負荷試験をご覧になったご経験がなければ無理もないことだと思います。しかし、あるアレルゲンとなる食品を除去するように医師の指示が出てから、除去解除の指示が出るまでは通常は早くても1年くらいかかることになります。負荷試験で症状が出てしまって摂取量が順調に増えなければ、もっと時間はかかることになります。しかも1つのアレルゲンだけでなく複数のアレルゲンを除去されている方はすべてのアレルゲンが除去解除されるまで数年かかることも少なくありません。除去解除の時期は、個人差がありますので、1歳くらいで除去解除が順調に進む患者さんもいらっしゃれば、年齢が高くなってもなかなか思うように除去解除が進まない患者さんもいらっしゃいます。

負荷試験の結果、症状が出なければ、その負荷量までは摂取可ということになるわけですが、たった1回の負荷試験の結果ですから、2回目、3回目と、負荷試験で食べたものと同じ量を食べて症状が出ないかどうかは食べてみないことにはわかりません。また負荷試験で症状が出なかった量を自宅で食べたら症状が出てしまうということもゼロではありませんので、摂取は自宅で保護者の目が届くところで行っていただく、ということが大切です。

――なるほど…

本来なら、自宅で医師の指示する量までを摂取している間は、症状が出るリスクが高い時期であることを医師が保護者の方に伝え、保護者の方もそれを理解したうえで学校での給食対応を協議しなければならないと思います。しかし、なかなか現状ではそのようにはいっておらず、保護者が「負荷試験で○○gまで食べて問題がなかったので、給食でもそこまでは提供してもらえるはずだ」というように思っていらっしゃることが多い気がします。またそのように保護者の方に強くお願いされては、栄養士の先生方も「その量までは提供をしてあげなければいけないのではないか…」という気持ちになられるのもとてもよく理解できます。ですが、給食でそのような対応を保護者の方々からお願いされた場合には、大量調理をする給食の場合、対応は非常に難しいということをお伝えしてご理解いただく必要があります。

――自宅で医師の指示する量までを摂取している段階では安全性を担保できない。そのため学校給食では、除去が解除されて、安全の確認がとれてから提供しましょうというのが今の流れです。

給食での個々の状況に合わせた対応の難しさについては、ここ10年くらいで食物アレルギー患者が増加傾向にあるということもあって誤食事故の報告も多く、医療従事者も悩まされていると思います。私も臨床の現場にいて、負荷試験を受けられて自宅での摂取を進められている患者さんにたくさんお会いしてきましたが、食品のアレルゲン量の換算が難しく、別の食品を摂取してもらうと症状が出るケースや、それまで食べられていた量でも体調不良のときには症状が出てしまうケースなど、いろいろなケースに遭遇してきました。そのため「学校給食での個々の摂取状況に合わせた対応は不可能だな…」と思わざるを得ない状況です。

—はい。調布市での事故後、文部科学省に調査研究協力者会議が設置されましたが、委員の専門医の先生方もそのようなご様子でした。

検討委員の先生方も、「集団給食での個々の摂取状況に合わせた対応は安全性を担保できない」という議論をされたのではないかと思います。もちろん前章で話題にしたように、これまで個々の摂取状況に合わせた対応をして問題なかったお子さんは確かにいらっしゃると思います。しかし、くり返しになりますが、今まで事故が起きていなかっただけで、これからも事故が起きないとは言い切れないと思います。

—食育が盛んになり、地域産業の振興や食文化の伝承など、学校給食に課せられたものの重みがさらに増しています。昨今は「子どもの貧困」問題もよく耳にするようになりました。給食が3回の食事の1つ以上の位置付けになっているお子さんも決して少なくはありません。だからこそ学校給食でできるだけのことはしてあげたいという関係者のお気持ちは痛いほどよくわかります。

はい。そうしたお気持ちはとてもありがたいことだと思います。ただ、善かれと思って対応されていたことで症状が出て、事故が起きてしまうのはとても悲しいことです。事故が起きてしまったとき、最もつらい思いをされるのはもちろんそのお子さんですが、栄養士の先生や調理員のみなさんも非常に胸を痛められることになるでしょう。今回の『対応指針』での「提供するか・しないか」の対応を基本とする方針は、決してみなさんにご苦労を強いるためのものではなく、患者さんや給食に携わるみなさんの負担を軽減する目的があると思っています。

患者さんにとって、除去解除を目指しながら自宅で摂取を進めていく段階はとても喜ばしいことです。とはいえ、自宅で摂取を進めている段階では、アレルゲンの換算もしにくく、もしアレルゲンの換算が間違えば重大事故につながりかねない時期でもあります。「みんなと同じものを食べさせたい」「食べてみたい」という保護者や食物アレルギーのあるお子さんの気持ちに寄り添いつつ、除去解除の日が来るまでは除去対応をしていただくことで、みなさんからも患者さんを応援していただけるとありがたいです。

【参考文献】
＊1 厚生労働科学研究班（2014）『食物アレルギーの診療の手引き 2014』
＊2 柳田紀之ほか（2014）「食物経口負荷試験（即時型）」,『日本小児アレルギー学会誌』, 28(5),825-845,

この章のまとめ

＊食物経口負荷試験を行う目的は、食物アレルギーの「原因アレルゲンの診断」と「耐性獲得の判断」の根拠にするため。試験で負荷する食物は、１日１アレルゲン。専門医がいる医療機関で試験中の万一の事態への対応も整った環境で行うことが原則。

＊負荷試験を行う専門の施設（病院）については「食物アレルギー研究会」のWebサイト（http://www.foodallergy.jp）に、「日本小児科学会指導研修施設における食物経口負荷試験実施施設一覧」の案内がある。

＊負荷試験後、自宅で一定期間（２～３ヵ月程度）、試験で摂取した量（食べて症状が出なかった量）を上限に、該当アレルゲンが含まれたいろいろな食品をくり返し食べ、問題がなければ、その量までの摂取を医師より許可される。最終的には除去解除を目指し、自宅でのＱＯＬを向上させるために行われるため、負荷食品の量は実生活において意味のある量が、各食品ごといくつか段階を設けられて設定されている。

＊１回の負荷試験を受けて症状が出なければ「翌日からすぐ自由に食べられる」わけではない。あるアレルゲン（食物）を除去するように医師の指示が出て、除去解除の指示が出るまでは通常早くても１年くらいかかる。試験で症状が出て順調に摂取量の増量が進まなければ、さらに時間はかかる。また複数のアレルゲンを除去されている場合、すべてのアレルゲンが除去解除されるまで数年かかることも少なくない。除去解除までの期間には年齢やアレルゲンの特性による個人差も大きい。

＊除去解除を目指し自宅で摂取をしていく段階は、患者さんにとってとても喜ばしいこと。とはいえ、アレルゲン換算もしにくく、換算を間違えば重大事故にもつながりかねない。給食では子どもや保護者の気持ちに寄り添いつつ、除去解除の日が来るまでは除去対応をしていくことで応援していく。

第15章 対応食のレベル分けの問題について

「アレルゲンフリー」という言葉の使い方には注意！

ー文部科学省の『対応指針』Ｐ36に、食物アレルギーに対する給食対応についてのレベル分けの解説があります。レベル１が「詳細な献立表対応」、レベル２が「弁当対応」、レベル３が「除去食対応」、レベル４が「代替食対応」です。やはり対応をしていくうえでは、より高いレベルを目指さなければならないのでしょうか？

これにはちょっと誤解もあるように思います。必ずしもレベル１が低くて、レベル４が進んだ対応とは言い切れないと思います。実際、現場でもレベル１〜４までの内容をみなさんは組み合わせて対応をされているのではないでしょうか。しかし

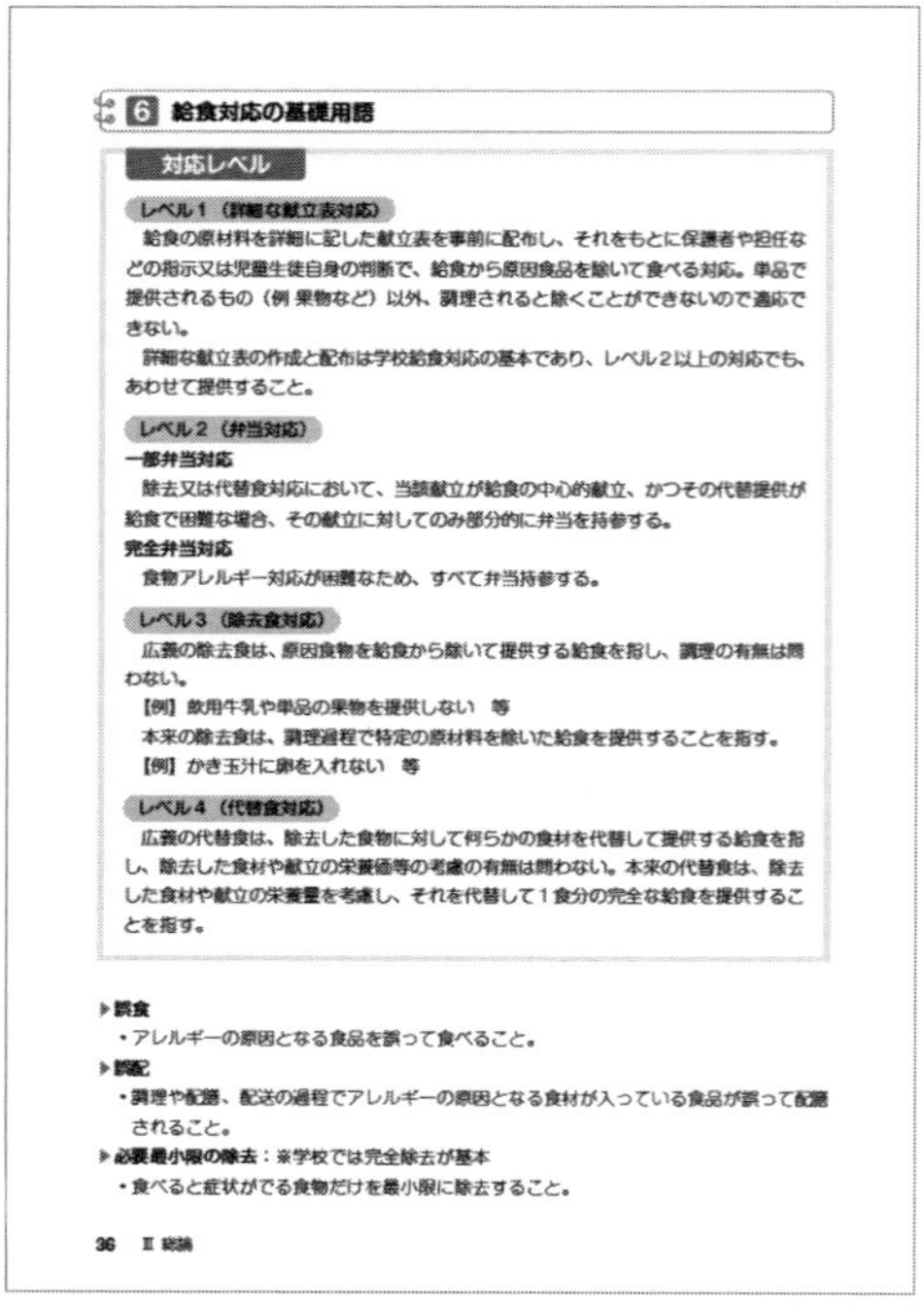

6 給食対応の基礎用語

対応レベル

レベル１（詳細な献立表対応）

給食の原材料を詳細に記した献立表を事前に配布し、それをもとに保護者や担任などの指示又は児童生徒自身の判断で、給食から原因食品を除いて食べる対応。単品で提供されるもの（例 果物など）以外、調理されると除くことができないので適応できない。

詳細な献立表の作成と配布は学校給食対応の基本であり、レベル２以上の対応でも、あわせて提供すること。

レベル２（弁当対応）

一部弁当対応

除去又は代替食対応において、当該献立が給食の中心的献立、かつその代替提供が給食で困難な場合、その献立に対してのみ部分的に弁当を持参する。

完全弁当対応

食物アレルギー対応が困難なため、すべて弁当持参する。

レベル３（除去食対応）

広義の除去食は、原因食物を給食から除いて提供する給食を指し、調理の有無は問わない。

【例】飲用牛乳や単品の果物を提供しない　等

本来の除去食は、調理過程で特定の原材料を除いた給食を提供することを指す。

【例】かき玉汁に卵を入れない　等

レベル４（代替食対応）

広義の代替食は、除去した食物に対して何らかの食材を代替して提供する給食を指し、除去した食材や献立の栄養価等の考慮の有無は問わない。本来の代替食は、除去した食材や献立の栄養量を考慮し、それを代替して１食分の完全な給食を提供することを指す。

▶誤食

・アレルギーの原因となる食品を誤って食べること。

▶誤配

・調理や配膳、配送の過程でアレルギーの原因となる食材が入っている食品が誤って配膳されること。

▶必要最小限の除去：※学校では完全除去が基本

・食べると症状がでる食物だけを最小限に除去すること。

36　Ⅱ 総論

文部科学省（2015）『学校給食における食物アレルギー対応指針』, p.36

講演に伺っても、よく栄養士の先生が「うちの学校は除去しかできていないんです…」とおっしゃる方がいます。でもよくよくお話を伺うと代替食を行っていらしたとわかったこともあります。たとえば、牛乳のクリームシチューは出せないので、代わりに豆乳を使って作るといったことです。じつのところ何をもって「代替」とするか、そのあたりの定義は曖昧なのです。栄養面も含めての完全な代替となると、これは少し難しくなってきます。でもこのように材料を変えることなどは、給食現場でよくされているのではないでしょうか。

—取材で伺う範囲ですが、対応食では「除去食」が一番多いのではないでしょうか。材料からアレルゲンを「ひき算」するやり方ですね。えびがだめだったら、えびを抜く。ではそこにえびの代替となる食品を加えるかというと、そこは難しいようです。本来ならそこまでしてあげたいけれど、その場合、人員や設備はもちろん、代替食品の材料費をどういう扱いにするか、誰がどう負担するかという問題が出てくるそうです。つまり給食材料費の均等負担の原則が崩れてしまうわけです。

それは難しい質問ですね。その施設で最も多い原因食物は優先的に対応していく、ということになるのではないでしょうか。予算面の課題もあると思いますのでやはりそこは理想論だけでは進みません。「そんなお金はありません」で終わってしまいますから…。

—先ほどおっしゃった牛乳を豆乳に替えるというのは、むしろ「アレルゲンフリー食」の方向の取組になるのかもしれませんね。

ただし、この「アレルゲンフリー」という言葉は使い方に注意が必要です。「アレルゲンフリー食」といっても、アレルギーの原因食物は多岐にわたりますので、本当にすべてのアレルゲンを使わないのはそう簡単なことではないとは思います。

――なるほど。安易に「アレルゲンフリー」を名乗り、たとえば特定原材料等で表示が義務付けられた特定の食品にだけ目が向けられているとしたら、第10章でも問題にしましたが、その他の多様なアレルギー原因食物の意図的な無視や排除につながります。一方で、なるべく子どもたちに同じ給食を一緒に食べてもらいたいという取組が、「代替食」に自然につながっているという林先生のご指摘に勇気づけられる現場の栄養士の先生方は多いと思います。ともあれ言葉の使い方は難しいですね。

はい。みんなで食べられる日をなるべく増やしてあげるといった配慮は患者さんにとっては、とてもありがたいことですし、誤配膳防止の取組にもなるのかなと思います。それから、レベル１「詳細な献立表対応」のみでの対応は、安全性の面からはおすすめできない対応だと私は思っています。

――とおっしゃいますと…

「レベル1対応（詳細な献立表対応）」の問題点

給食での除去対応を、完全に保護者と患者さんに委ねてしまう対応は望ましくないと思うからです。レベル1対応は、献立表を配って、保護者から希望する対応を聞き、そして除去は食べる子どもや保護者、先生が行うという対応ですが、誤食の事故につながりやすいのです。保護者の方は学校で使用する食品の原材料等について十分な判断材料があるわけではありません。ですから、これを「食物アレルギーの給食対応」の1つのあり方という位置づけにしてはいけないと思います。もちろん、保護者の方にも確認していただくという目的で詳細な献立表をお渡しすることは対応の前提として望ましいことだと思います。

―もう少し詳しく聞かせてください。

本来なら学校側が給食での対応をどうするかを決めて、学校側が主導権をもって「この対応でいいですね」と保護者に確認をして進めていかないといけません。この「レベル1」の対応ですと、配膳を終えてから保護者や担任の先生、あるいは児童・生徒本人が除去食物を取り除くことになります。実際、こうした対応をとられている学校はまだあるようですが、くり返しになりますが、これはとても危険が伴う対応です。

――そうでしたか。すると、この「レベル分け」自体にも弊害がありそうですね。「士農工商」ではありませんが、何となく対応のグレードで分けられているように受け取られます。「代替食が食物アレルキー対応食のチャンピオン！」みたいな気持ちにもなってしまいますね。

まだまだそういうふうに思われている方は多いと思います。また、このレベル分けについて、多くの方が素直に実践しようと思われている気がします。私は、対応としては、「詳細な献立表を保護者にお渡しする」のは必ず行うべきベースラインで、残りの「弁当」「除去食」「代替食」の対応は同列に扱ってよいと思います。決してそこに〝レベルの差〟はないと思います。あるときは除去食だし、あるときは代替食、そしてどうしても難しい場合は弁当対応というのが一般的でしょう。単にレベル1、2、3、4と階層化できるものではありません。給食施設もさまざま、食物アレルギー児の数もさまざま、対応に関わる人数もさまざま、ということになれば、おのずとその状況に合わせて、最も安全な対応を講じていくことになるのではないでしょうか。

――はい。

先ほども申しましたように、「レベル1：詳細な献立表対応」で、「子ども自身の判断で給食から除いて食べる」（本人が取り除く対応）を実践されているケースがありますが、学校給食では、低年齢のお子さんもいます。毎回、果たして正しく除去食物を判断して、しかも友だちがすべて食べている前で自分だけ食べ物を残す、といったことができるとは思えません。症状の重さについても考えていかなければなりません。もし百歩譲るとして、アレルゲンがキウイフルーツやえびなどで、それほど重症ではなかったら、物理的に給食から取り除く対応で可能かもしれません。しかし、これが見ただけでは中に入っているかどうかわからない牛乳や小麦だったらまず難しいです。実際、『対応指針』でも、そういった食品や料理には、この「レベル1」を適応できないとしています。

―この「レベル1」対応ですが、今も一つの対応として用いている自治体は少なくないのではないでしょうか。とくに中学校になると、この「レベル1対応」が突然顔を出してくる地域もあるようです。決して将来の食の自立を視野に「自分の身は自分で守る」訓練をしているわけではないのでしょうが…。

自治体によっては『対応指針』に載っていることを理由に、この表をそのまま引用されるケースもあるようです。でも食物アレルギー対応として、この「レベル1」のみ行うという対応は、相当な危険を伴う対応であることはしっかり理解していただきたいです。

―レベル1対応は、決して「これもアリ」といったものではないのですね。確かに食物アレルギー対応では、「対応するか、しないか」を学校や自治体が決めることになっています。論理的に考えると、この「詳細な献立表対応」という、対応を保護者や子どもに丸投げするオプションは矛盾しています。

献立や原材料については詳細な献立表を作って保護者の方に伝えることは食物アレルギー対応の基本中の基本です。その上で、どのような対応にするのかという確認を保護者と学校でお互いに行うことになると思います。

―以前、食物アレルギーのシンポジウムで、ある保護者の方から「住んでいる自治体は不完全な代替食対応しかしていないのに、『レベル4』だと公言して回っている。ごまかしではないか」という苦情を伺ったことがあります。やはり、この「レベル」という言葉と、「1〜4」という数値は独り歩きしやすく、誤解を生じかねません。決してランク付けではないということですね。

はい。食物アレルギー対応としては、やはり「弁当」「除去食」「代替食」を組み合わせるしかないと思います。「本人の意思による除去」というのはそう簡単ではありません。調布市の死亡事故も、クラスの完食記録に協力するつもりで口にしたものだったそうです。児童の手元にあった献立表には「食べられない」という印が何らかの原因でたまたま記入されていませんでした。そうしたことから考えても、献立表を見て保護者や本人だけが食べる／食べないの決定権をもってしまう仕組みは望ましくないと思います。また、「詳細な献立対応」は「保護者の要望を聞き入れて対応する」ということにもなりかねず、『管理指導表』（医師からの診断書）に基づいて対応するという、学校給食での食物アレルギー対応の原則とも矛盾が生じます。学校給食のアレルギー対応については、学校側が主導で動いていただけるとよいと思います。

この章のまとめ

＊『対応指針』に書かれている、アレルギー対応食の“レベル分け”は誤解を生じやすい。対応としては、“レベル 1”として示された「詳細な献立表を保護者に渡す」のは、アレルギー対応では必ず行うべき基本。これだけで「対応食」を名乗り、喫食の可否の判断を保護者や子ども本人に委ねるのは事故のリスクが非常に高くなる。また残りの「弁当」「除去食」「代替食」の対応は同列に扱ってよく、決してそこに優劣の“レベルの差”はない。あるときは除去食、あるときは代替食、そしてどうしても難しい場合は弁当対応というのが一般的。

＊「代替食」では何をもって“代替”とするのか、そのあたりの定義はかなり曖昧。栄養面も含めての完全な代替となるとかなり難しい。一方で、「なるべく多くの子どもたちに同じ給食を一緒に食べてもらいたい」という取組が、自然に“代替食”につながっていることもある。

＊「アレルゲンフリー」という言葉の使い方には注意が必要。アレルギーの原因食物は多岐にわたり、本当にすべてのアレルゲンを使わないのはそう簡単ではない。もしこの言葉で特定原材料等で表示が義務付けられた特定の食品にだけに目が向けられているとしたら、他の多様なアレルギー原因食物の意図的な無視や排除にもつながる。

第16章 食物経口負荷試験を受けてもらうためには

『学校生活管理指導表』をめぐるさまざまな悩み

―学校現場で多く伺う悩みが『学校生活管理指導表』（以下『管理指導表』）についてです。まず主治医により、記入内容や指示に差があることです。正確な診断のためには食物経口負荷試験が必要ということですが、試験を実施できる医療機関は都市部では増えているものの、地方ではそれほど増えていない。となると、きちんとした管理指導表の提出を求めること自体が困難ではないかと思われます。もちろん「アレルギー疾患対策基本法」が２０１４（平成26）年に制定され、２０１７には政府の基本指針も出て、今後、アレルギー診療の拠点医療機関は、各地に整備されていくようですが…

そうですね。お住まいの近くに負荷試験実施施設があればよいのですが、遠くに行かないと食物経口負荷試験（以下、負荷試験）が受けられないというような状況ですと、なかなか保護者の方々に負荷試験を受けていただくようにお願いしにくいですね。しかも、栄養士の立場からは診断に関わることを保護者の方にお願いすることは難しいので、やはり地域の教育委員会や校長、施設長など責任者から保護者に働きかけてくださることが理想です。

負荷試験については、「面倒くさい」「わざわざ行くのは負担になる」「何をするのかよくわからない」といったネガティブなイメージや、そもそも負荷試験を受ける必要性、重要性について保護者の方が理解しておられない、ということもあるのではないかと思います。ですので、負荷試験を受けることのメリット、つまり、「負荷試験を受けることで不必要な除去をしなくてすむ」「食べるものの選択肢が広がる」といったようなことを、教育委員会や学校側の責任者から保護者の方々にお伝えいただくことがまずは大切だと思います。学校の給食対応をするためには、負荷試験結果などに基づく診断書（『管理指導表』）の提出が必須ですが、そもそも負荷試験は給食対応をするために必要なわけではなく、本来の目的は食物アレルギーのあるお子さんの食生活のＱＯＬの向上にあります。ですから「給食対応をするために負荷試験を受けてもらいたい」と保護者の方にお願いするよりは「お子さんの食生活を豊かにするために負荷試験を受けていただくほうがよいですよ」と働きかけていただくことの方が、保護者の方々もより納得していただけるのではないかと思っています。

―給食の世界にだけいると、対応に不可欠な書類やプロセスといった位置づけで負荷試験を理解しがちです。しかし「食物アレルギーの診断は、すでに明らかな症状が出ている場合、負荷試験を必ずしも受ける必要はないのですよ」と、以前、林先生からご注意をいただきました。「もともと何のために行うのか」をしっかり押さえておかないといけませんね。

はい。そのうえで、安全な給食対応を行うためにも、負荷試験を受けていただいて、「実際に食べて症状が出ない量」、「実際に食べると症状が出る量」というものを患者さんと保護者の方が確認した上で給食のアレルギー対応を申請していただくべきであることを保護者の方にご理解いただく、という流れになると思います。

現状では、教育委員会や学校関係者の方々が「適切な診断とはどういうものなのか」「負荷試験とはどういうものなのか」「なぜ管理指導表の運用をすべきなのか」をきちんとご理解いただいていないケースがままあることが、食物アレルギー対応がスムーズに進んでいない原因となっている部分もあるのではないでしょうか。保護者との面談で、負荷試験のことなどをお伝えするにあたっては、学校のすべての職種の方々に食物アレルギーについての研修を受けていただくなどして、適切な診断や安全な給食対応について、きちんと語れるようになっていただくことが大切です。ただそうはいっても、なかなか食物アレルギーの診断や対応について研修を受ける機会が少なく、適切な情報が得られずに、保護者からの情報だけに基づいて対応せざるを得ない状況に陥っている現状はまだまだあるように思います。

―はい。

栄養教諭や学校栄養職員、そして養護教諭の先生や調理員の方々は食物アレルギーについての研修を受ける機会が、学校関係者の中では多い方だと思います。大変だとは思いますが、ぜひ先生方から「食物アレルギーの適切な診断とは何か」「食物アレルギーの安全な対応とはどんな対応か」といったことについて、職場内で認識を共有していただいたり、誤食事故の原因になるような問題点などについて声を上げていただいたりすることで、校長先生や施設長、そして担任の先生方に保護者面談などにおいて積極的に動いてもらえるようにされていくとよいのではないかと思います。

保護者の方に納得して食物経口負荷試験を受けてもらうためには

―適切な診療を受けてもらうために、保護者の方にどのようにお話しすればよいのでしょうか？

このことについてお悩みになっている、栄養教諭・学校栄養職員、養護教諭の方々は非常に多いと思います。既にご存知のとおり、文部科学省から出されている『学校給食における食物アレルギー対応指針』のＰ４には、学校給食における食物アレルギー対応の大原則として、『学校のアレルギー疾患に対する取り組みガイドライン』に基づき、医師の診断による『学校生活管理指導表』（以下、『管理指導表』）の提出を必須とする」と記載されています。したがって、もちろん全国の小学校や中学校では、現在、食物アレルギー対応を行うために、食物アレルギーのある児童・生徒の保護者から『管理指導表』を提出してもらい、その内容に応じてご対応をしてくださっていることと思います。

しかし、何らかの事情により、食物アレルギーのある児童・生徒の保護者から『管理指導表』を提出していただけないようなケースや、『管理指導表』が提出されている場合でも、担当医による食物アレルギーの診断理由や診断内容について、明らかに疑問が生じるようなケースに悩まれていらっしゃる栄養士の方々にお目にかかることが多々あります。しかし、このことはつまり、食物アレルギーのあるお子さんの中には、まだ食物アレルギーの適切な診療を受けることができていない方が少なからずいらっしゃるということにもなります。そのような場合、栄養教諭・学校栄養職員として何をすればよいのか、というふうにこのお悩みは言いかえられるのではないかと思います。

—悩ましいですね。食物アレルギーについて医師の側に明らかな情報不足があったり、どう見ても現在スタンダードになっている知見で診察されているとは考えにくいケースもあるようです。

そうです。そして、血液検査の結果だけで診断されているにも関わらず、負荷試験をなかなか受けようとしていただけない、といったようなケースもあると思います。こういったお声をお聞きするたびに、食物アレルギーの対応をしてくださっている給食現場の栄養士の方々のご苦労を強く感じます。

—う〜ん。

そもそも『管理指導表』が運用されるようになった目的には、

①保護者からの要望で対応をせず、医師の診断により食物アレルギー対応をする
②不適切、不必要な食物除去をしている患者さんを減らす

③不明瞭な区分での除去対応を避ける
④食物アレルギーのある子どもたちを適切な医療につなげるきっかけとする

などがあると思います。

『管理指導表』が運用される前までは、学校での食物アレルギー対応に関しては、食物アレルギーをもっている児童・生徒の保護者からの申請、あるいは医師の記載した食物アレルギー診断書のいずれかで対応されていたと思います。しかも保護者の方が申請される際に提出される書類や医師の記載した診断書は、独自の書式やフォーマットのもので、第13章でも問題にしたように、食べられる食品や食べられない食品が細かく記載されていたり、あるいはどの程度の量までなら食べられるといったことが書かれていたものが多かったのではないかと思います。そのような状況でしたので、食物アレルギーのある子どもたちが増えてきていたにも関わらず、それまでは学校給食での食物アレルギー対応に関しての明確なルールやマニュアルはなく、現場のみなさんがそれぞれにご尽力され、何とか対応してくださっていたということだったのではなかったかと思います。

――はい。

食物アレルギー対応に関しては、保護者からの要望を基準として対応してしまうと、本当に食物アレルギーではないお子さんの対応（たとえば、好き嫌いなど）も含めて対応せざるを得なくなるため、給食現場は非常に混乱していました。そこで学校給食での対応は、保護者からの申請ではなく医師の診断を基準として行うべきである、という考え方から『管理指導表』が運用されるようになりました。また医師の診断を基準として対応をする場合に、診断書のフォーマットも統一されていないと、受けとる側の学校で混乱が生じてしまいます。その意味でもこの『管理指導表』で一本化して運用していきましょう、ということになったと考えています。

その後、文部科学省による推進もあり、『管理指導表』に基づいて学校給食の食物アレルギー対応を進めていく、ということは学校ではかなり浸透してきたように感じておりますが、食物アレルギーのあるお子さんの保護者の方々のすべてが『管理指導表』の提出をする必要があること、そして『管理指導表』を運用することの重要性について認識されているかというと、必ずしもそうとは限らないような気がします。

―なるほど。学校から一歩外に出たときの社会的な認知度ということですね。

では、食物アレルギーのある子どもたちの保護者の方が、『管理指導表』に基づく対応のことや、『管理指導表』が運用されている目的を、一体どこで知ることができるかというと、診療現場か、学校で行われる就学時健診など限られた場面しかないのも現実です。

ただし「診療の現場で」といっても、集団給食での食物アレルギー対応についての説明を十分に受けられるかというと、実際問題として限られた診療時間の中ではなかなか難しいと思います。診察では、症状のこと、薬のことなどがメインの話となるため、給食の話まで細かく医師から話をしてもらえるという環境を求めるのは、やはり厳しいのです。ですので、学校の給食対応については学校側から話をしていただくしかないのかな、と思っています。栄養教諭・学校栄養職員、養護教諭、担任の先生などから保護者の方々に食物アレルギーの適切な対応について、そして『管理指導表』に基づく集団給食での食物アレルギー対応についてを、面談などを通してしっかりご説明いただきたいと考えています。またそのことが保護者の方の『管理指導表』の運用や集団給食での適切な食物アレルギー対応への理解を深める貴重なチャンスにもなるのではないでしょうか。

食物経口負荷試験を受けることのメリットをねばり強く伝える

ただそうはいっても、食物アレルギーを診断するのは医師であるので、学校側としてどのように介入すればよいのか戸惑いを感じる方もいらっしゃると思います。私は食物アレルギー児の保護者との面談等で、栄養士の先生方から保護者の方々には、次のような方向でお伝えいただけるとよいのではないかと個人的に思っています。『管理指導表』を提出するということは、すなわち食物経口負荷試験などの結果に基づいた適切な診療を受けるということになります。ですので、まずはそうした適切な診療を受けるメリットについて保護者の方に気づいていただく必要があると思います。

―「しなくてはいけないきまりだからしてもらう」といった方向で話を進めるのではなく、「適切な診断を受けると、こんないいことがあるからぜひ受けてみましょう」と促すのですね。

はい、そういうことです。伝えるべきメリットとしては

○食物除去の理由が明確になる
○必要最小限の食物を除去することができる
（除去する食物の種類が明確になる、食べられるもの、食べられないものが明確になる）
○子どもの成長（将来）も見据えた原因食物の除去解除の指導を受けられる

が挙げられます。

子どもたちは、将来的に自分で食事を作る、食品を選択する、外食をする、といった機会が増えてきます。そのときに食べられるものが多い方がよいのは明らかです。そして食べられるものを増やしていくためには、低年齢のうちから必要最小限の除去をしておく必要があります。年齢が高くなってから除去解除を進めることは極めて難しいのです。

―食べ物の嗜好が固定されてしまうから…ですか？

おっしゃるとおりです。保護者の方は「うちの子は除去のままでいいんです。わざわざ負荷試験を受けなくても、もう慣れていますし、うちでも困っていませんから。そのうち大きくなったら考えます…」というようなお考えをされている場合があります。でも実際には、摂取を進めていこうとすると、除去していた食物の香りや味を受け付けなくなってしまっていたり、食べることの恐怖感が大きくなりすぎてしまい、摂取が思うように進まないことが多々あります。できるだけ低年齢のうちから、症状なく食べられるものは摂取を進めていき、除去していた食物の香りや味に慣れ、食べても大丈夫なんだという自信をつけ、早期に除去解除を目指していくことの大切さを保護者の方に知っていただきたいのです。

―なるほど。除去していた食品を食べてよいと医師から指示が出された後も、その食品をなかなか食べようとしないといった話は、じつは現場の先生方からもよく伺います。だとすると、やはり適切な診断を受けることの大切さや『管理指導表』に基づく食物アレルギー対応については、就学時前健診だけでなく、保育所・幼稚園の入園前、あるいは妊婦さん向けの母親教室や両親教室、もっと言えば義務教育、たとえば保健体育や家庭科などできちんと教えていかなければなりませんね。

はい、そうしていけるといいですね。くり返しますが、「学校側の負担を軽くするために適切な診療を受けてほしい」という方向で話をすると保護者の方は素直に受け入れがたいと思いますので、「食物アレルギーのある子どもたちの将来を考えているからこそ、今のうちに適切な診療を受けておいた方がよいと思う」というスタンスでお話しされることが基本になるかと思います。

―集団給食での食物アレルギー対応には、安全面を考えると、やはりおのずとさまざまな制限が出てきます。ただ保護者の立場からは、わざわざお金や時間をかけて『管理指導表』を記入してもらっても、結局望んでいた対応が受けられないとなったら、「どうして?」となりかねません。『管理指導表』を「ルールだから」と上から目線で押しつけるのではなく、「子どもの健康や将来を考えたときに、適切な診療を受けるきっかけになり、それが大きなメリットにもなる」と伝えていくのですね。

むろん、適切な診療に保護者やお子さんをつなげていく、こうした大役を学校に担っていただくことは負担が大きいかとも思うのですが、保護者との接点があり、さらに専門職として信頼される方々は誰か…、と考えていきますと、やはり栄養教諭・学校栄養職員、また養護教諭の先生方のお力に頼らざるを得ないのかなと思います。近年は負荷試験の実施施設が増えており、患者さんにとって適切な診療を受けられる機会は増えている状況です。何とかみんなで力を合わせて、患者さんのＱＯＬを上げていくことができれば、と私は考えています。

―厚生労働省の「アレルギー疾患対策の推進に関する基本的な指針」の中には、教育委員会や学校の責務も盛り込まれています。『管理指導表』による食物アレルギー対応も、そうした広い社会的文脈の中にもう一度きちんと置き直して考えていくべきですね。

この章のまとめ

＊負荷試験の本来の目的は食物アレルギーのある人の食生活のＱＯＬの向上にある。もちろん学校での食物アレルギー対応のためには、負荷試験結果などに基づく診断書（『学校生活管理指導表』）の提出が必須ではあるが、そのためだけに行われるものでないことは肝に銘じておく。

＊負荷試験を勧めるに当たっては、「給食対応をするために負荷試験を受けてもらいたい」という方向ではなく、「お子さんの食生活を豊かにするために負荷試験を受けていただくほうがよい」「お子さんの将来を考えているからこそ、この機会に適切な診療を受けておいた方がよいと思う」といったスタンスで話をすることが基本になる。

＊負荷試験については、「面倒くさい」「負担になる」といったネガティブなイメージや、試験を受ける必要性や重要性について保護者がよく理解していないケースもある。試験を受けることのメリットである「食物除去の理由が明確になる」「不必要な除去をしなくてすむ」「食べるものの選択肢が広がる」といったことを、栄養教諭・学校栄養職員、養護教諭だけでなく、教育委員会や管理職を含めた学校全体が共通理解をもち、保護者にねばり強く伝えていくことが大切。

＊適切な診療に保護者や子どもをつなぐ役割を学校が担うことは負担が大きいが、保護者との接点があり、かつ専門職として信頼されている人は誰かと考えると、現状ではやはり栄養教諭・学校栄養職員、養護教諭の力に頼らざるを得ない。政府のアレルギー対策基本指針が出されたこともあり、負荷試験の実施施設は今後さらに整備されていく。適切な診療を受けられる機会は増えている状況であるので、力を合わせて、食物アレルギーのある子のＱＯＬを向上させていきたい。

最終章 食物アレルギーの最新情報を得るには

知識を正しくアップデートするためには

—最後に、食物アレルギー対応の最新情報を得て、いかに知識を正しくアップデートするかについて伺いたいと思います。

これまでで学校給食での食物アレルギー対応の主なポイントについては、ほぼ網羅できたのではないかと思います。本章では、２０１６（平成28）年10月に発行された『食物アレルギー診療ガイドライン２０１６』（以下『診療ガイドライン２０１６』）について触れてみます。これは、日本小児アレルギー学会食物アレルギー委員会が作成したもので、（独）国立病院機構相模原病院の海老澤元宏先生、あいち小児保健医療総合センターの伊藤浩明先生、（独）国立病院機構三重病院の藤澤隆夫先生が監修され、章立ては左ページ下のようになっています（※所属は２０１７年のもの）。

—食物アレルギーの知識を体系的に整理するのにぴったりですね。

はい。結構、読み応えのある本になっていますので、私は持ち歩いてちょこちょこ読んでいます。基本的な内容としては、２０１４（平成26）年にまとめられた『食物アレルギーの診療の手引き２０１４』と大きく変わった点はありませんが、エビデンス（国内外の食物アレルギーに関する研究報告）が非常に充実しています。食物アレルギーを予防する方法や確実に治療する方法はまだありません。そのため引き続き「適切な診療に基づいた必要最小限の食物除去」をすることが患者さんのＱＯＬ向上のためには望ましいという考え方で書かれています。「適切な診療に基づいた必要最小限の食物除去」とは、これまでお話ししてきましたように、負荷試験をできるだけ早期に、そして定期的に受けて、食べられると医師が判断したものは積極的に摂取していくということです。

―なるほど。食物アレルギーについての社会全体の関心の高まりを受け、食物アレルギーに関する最新研究もよくマスコミで取り上げられ、よくニュースになります。近頃は、「離乳期から早めにアレルゲンとなりうる食品をとれば発症しに

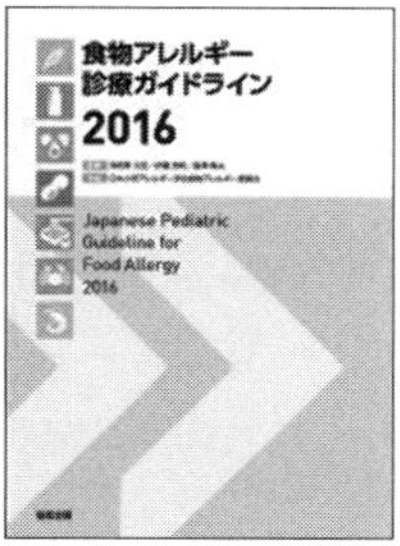

『食物アレルギー診療ガイドライン 2016』（協和企画）

第 1 章	定義・分類・症状
第 2 章	免疫学的背景の知識
第 3 章	疫学・自然歴
第 4 章	予知と予防
第 5 章	食物アレルゲン
第 6 章	診断と検査（食物経口負荷試験を除く）
第 7 章	食物経口負荷試験（OFC）
第 8 章	栄養食事指導
第 9 章	経口免疫療法
第 10 章	症状の重要度判定と対症療法
第 11 章－1	食物依存性運動誘発アナフィラキシー（FDEIA）
－2	口腔アレルギー症候群
－3	ラテックスーフルーツ症候群
第 12 章	消化管アレルギーとその関連疾患
第 13 章	患者の社会生活支援

くい」といった研究成果が紙面をにぎわせていました。でも、専門家でもない一般の人々がこうした情報の上面をうのみにし、自己流で食事療法等を行うリスクも同時に高まっています。

そうですね。研究報告が出たからといって、それを一般的な考え方としてすぐに実行してよいか、というとそうではないですよね。この『診療ガイドライン２０１６』にも、「乳児期の早いうちにアレルギーを発症しやすい食物の摂取を開始する方が、遅く開始するよりも食物アレルギー発症のリスクを低減させる可能性があることが海外から報告されたが、安全に耐性を誘導する食物の量や質については いまだに不明な点があり、研究段階といえる」(同書P51から引用、一部改変)と書かれています。すでに食物アレルギーを発症している子に症状が出る食物を与えてしまっては危険ですので、医師の指示に従うことが基本となります。ただし、不必要に食物除去をし続けることは推奨されていません。くどいようですが、医師の指示に従って負荷試験を定期的に受けて、摂取できるものは摂取していきましょう、ということだと思います。

―この本で学校給食の実務に参考になりそうな部分はどこですか?

給食業務に携わっていらっしゃるみなさんのお仕事にとって、とくに関係する章としては、『診療ガイドライン２０１６』の第8章「栄養食事指導」と第13章の「患者の社会生活支援」ではないでしょうか。ただし第8章の内容も、２０１１(平成23)年度に発行された『食物アレルギーの栄養指導の手引き２０１１』をもとに書かれている部分が多く、これまでこの本でお伝えしてきた内容や考え方から大きく異なることはありません。

移行期間期の食品表示については注意する

―そう言っていただけると少し安心します。では、その『食物アレルギーの栄養指導の手引き２０１１』から変わったところはどこでしょう？

食品のアレルギー表示についてです。本書第10章でも変更内容についてふれました。くり返しますと、まず１つ目が、加工食品の表示対象の「特定原材料に準ずるもの」に、「カシューナッツ」と「ごま」の２品目が追加され、２０１４（平成26）年9月からは20品目となっていることです。

―どちらも種実類でした。

２つ目として、食品表示を管理していた法律が、食品衛生法から食品表示法に変更になった点です（２０１５年4月より）。この移行により、①これまで認められていた「特定加工食品」が廃止された、②「一括表示」ではなく「個別表示」が原則となった、③小さい容器や包装について表示の省略が認められなくなった、この3つがおもな変更点となります。ただし、この表示方法の変更については、

２０２０年3月31日までの経過措置期間が設けられています。それまでは旧法に従った製品に遭遇する可能性があります。

―とくに「特定加工食品」の表示の問題点については、本書の第4章で触れていただきました。経過措置期間もあるので、食品を扱う人はしばらく忘れないでいた方がよいということですね。

はい。そして『診療ガイドライン２０１６』第13章では、『学校生活管理指導表』の運用について、誤食時などの緊急時の対応方法などが示されています。こちらもこれまでにお伝えしてきたとおり、自宅での必要最小限の除去（食べられる量までは食べる）とは異なり、学校などの集団給食では「提供するか・しないか」の二者択一による給食が推奨されていることが書かれています。

主要Ｗｅｂサイトはときどきチェックする

―本書で基本はきちんと押さえられたということですね。

この『診療ガイドライン２０１６』とは別に、２０１７（平成29）年度に『食物アレルギーの栄養指導の手引き』が改訂されました（『食物アレルギーの栄養指導の手引き ２０１７』）。私も検討委員になっておりますが、こちらについても、これまでの食物アレルギー対応の考え方から大きな変更はありません。ただし、先ほど触れたアレルギー表示の部分については、前回の手引きから大きく変更されました。最新版は、『食物アレルギー研究会』のWebサイト（http://www.foodallergy.jp）から無料でダウンロードできます。

食物アレルギーの診療や食事の考え方は、今後も国内外の研究成果が積み重なることで少しずつ変わっていくのではないかと思います。日本アレルギー学会、日本小児アレルギー学会、食物アレルギー研究会などのWebサイトをときどきチェックしていただいて、新しい指針を確認していただければと思います。みなさまのお仕事の負担が少しでも軽くなるような方向に変わっていくことを私自身は願っております。

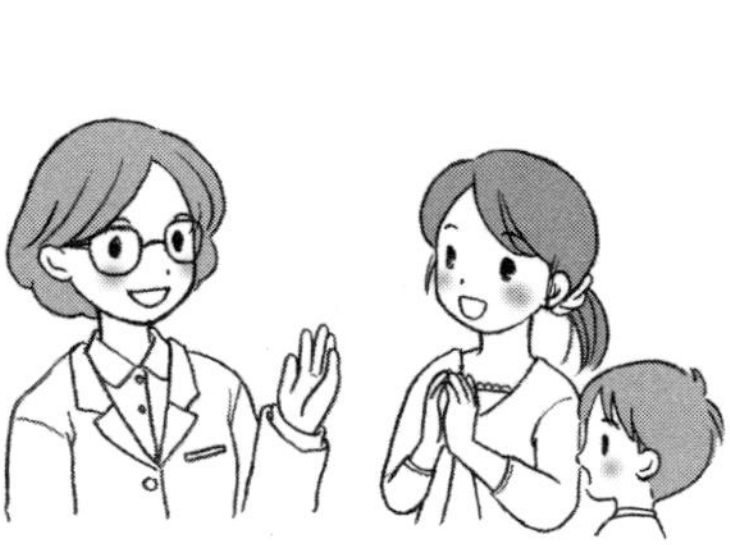

この章のまとめ

＊食物アレルギーに関する知識をアップデートしていくためには、断片的な情報からではなく、まずは全体を体系的に理解しておくことも大切。そのためにふさわしい本として、日本小児アレルギー学会食物アレルギー委員会が定期的に作成・改訂している『食物アレルギー診療ガイドライン』『食物アレルギーの栄養指導の手引き』がある。

＊『食物アレルギー診療ガイドライン』については、最新の2016年版において、前回の2012年版から大きく変わった箇所は法律が改正された食品表示についてである。その他、栄養士業務に関係する大きな方針の変更はない。

＊ただし食物アレルギーの診療や食事の考え方は、国内外の研究成果が積み重なることで、今後も少しずつ変わっていくことがある。日本アレルギー学会、日本小児アレルギー学会、食物アレルギー研究会のWebサイトをときどきチェックするようにしておくとよい。

あとがき

月刊『食育フォーラム』編集長
吉田賢一

本書のもとになる構想が生まれたのは、赤澤 晃先生（東京都立小児総合医療センター アレルギー科部長）とのお茶のみ話からでした。食物アレルギーのパネルシアター教材（「みちこ先生の食育パネルシアター『食物アレルギーってなに？』」）の雑誌掲載に当たり、内容のご監修をお願いに夕方遅く、病院にお伺いしたときのことです。打ち合わせ後のくつろいだ雰囲気の中で、ふと先生が「学校給食現場に正確な食物アレルギー対応をもっと普及していくためには、教科書や専門書、従来のハウツー本とは少し異なる、何か読み物のような本があってよいと思う。ただ、それを書くのは僕たちのような専門医より、臨床栄養士の方がふさわしいのではないか」と言われたのです。

そのことを宿題として抱えていたとき、目に留まった小冊子がありました。『一冊の本』（朝日新聞出版）というブックレットで、当時、南伸坊さんが漢方医の丁宗鐵先生と対談しながら漢方医学の考え方や文化史についてまとめていた連載がありました（後に単行本になっています）。「この形であれば、お忙しい医療現場の栄養士の先生にもお願いできるのではないか」と直観し、早速、（独）国立病院機構相模原病院に電話したのですが、あいにく林先生はご不在でした。「また明日…」と思い直していたところ、夕方遅く、林先生から会社にご連絡をいただきました。ふつう、こうした飛び込み的な依頼でお願いをした先生から電話をかけ直していただくことはまずありません。林先生の優しいお人柄をとても強く感じました。

ところで私自身はといえば、大学では哲学を専攻し、健康教育関連の出版社に勤務するようになったのも、何か大きな志があってというより、さまざまな成り行きからです。いわずもがな仕事を始めて早々に壁にぶつかり、健康や栄養についての情報を扱う資格がはたして自分にあるのだろうかと悩むこともたくさんありました。そこに一縷の光を与えていただいたのが、日本科学ジャーナリスト会議（JASTJ）が行っている「科学ジャーナリスト塾」の講義での言葉でした。ゲストにいらした生物学者の福岡伸一先生からのものです。科学ジャーナリズムという生業の存在意義そのものについて、何か舌足らずで青臭い質問をした私に、先生は専門家が一般向けにわかりやすく書くのとも異なり、一般の人が科学をわかっていく過程を書いていくこともまた価値のあることではないのかと静かに言われました。これは今もこの仕事を続けていくうえで、とても大きな支えになっています。今回、本にまとめるにあたり、あらためて自分の質問や受け答えを読み返していると、分をわきまえず随分調子に乗って言いたい放題だったなとか、栄養教諭・学校栄養職員や養護教諭の先生方の視点からもっと掘り下げて聞いてほしい内容やトピックもあったのではないかという思いにとらわれます。これはまた今後の課題に精進いたします。

先日、雑誌の取材で調布市の小学校を訪ねました。食物アレルギーについてではなく、和食のだしの授業についてでしたが、ちょうど事故の起きた学年と同じ5年生の授業でした。授業後には教室で子どもたちと一緒に給食をいただきました。昆布とさば節から丁寧にだしをとった、おいしい給食を

あとがき

味わいながら、事故で亡くなられた女の子のことにおのずと思いが向きました。もちろんお会いしたことはなく、名前もお顔もまったく存じ上げないのですが、事故後の取材や報道を通し、心の優しい、知的で聡明なお子さんの姿がくっきり像を結びます。死亡事故は、今からふり返ると、ちょうど食物経口負荷試験の普及により、従来の「部分解除（除去）」のリスクが専門医の間で指摘され始めていた時期に重なっていたと思います。しかし当時、編集者としての自分の頭づくりは「学校にもっと食物アレルギー対応をしてもらうにはどうしたらよいか」というものばかりでした。もっとアンテナを高くし、そうした動向にいち早く気づいて伝えられていたら…。忸怩たる思いは今もあります。またそのことが本書に到る連載記事を企画する大きな動因になりました。

科学・医学の世界は日進月歩です。しかし基本となる考え方にそう変わりはありません。一見、新奇な情報もそこに到るまでの文脈を理解し、自分でも情報を集め、その限界も踏まえて検討し、さらに他者と議論も行って、その価値を判断していくべきでしょう。情報を発信する側として、今後もそこには真摯に向き合っていきたいと思います。やはり科学は積み重ねであり、体系知だからです。

本来、編集者は黒衣に徹するべきなのですが、最後にこの本が生まれるまでの経緯を少しお伝えしたくて筆をとりました。本書を通し、学校での食物アレルギー対応の考え方について読者の先生方が学ばれるときの一助となり、日々の仕事でぶれない軸となるものを寄与できたならとても幸せです。

２０１８年１月

ハ行

マ行

ヤ行

ラ行

図表

サ行

タ行

ナ行

さくいん

ア行

カ行

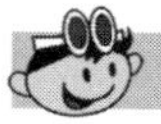

健学社の書籍・食育教材

ホームページで 立ち読み マークは内容の「立ち読み」、電子版 マークは電子ブック購入できます!

※価格はすべて本体(税抜)

スーパー資料ブック　CD-ROM付き
食育西遊記＆水戸黄門
三嶋 裕子 監修
石井 よしき
大橋 慶子 絵

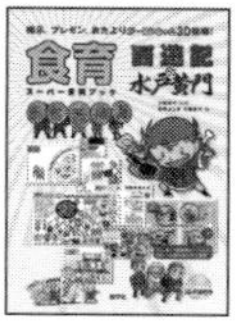

新刊
B5判 136ページ
本体2,800円

掲示壁新聞ポスター、パワポプレゼン資料、毎月のおたよりを2年分収録。親しみやすいキャラクターで楽しく食育。先生や子どもたちが写真で登場できる“なりきり”パワポ資料も充実。

スーパー資料ブック　CD-ROM付き
食育まちがいさがし＆わくわくブック
公文祐子 日南田淳子 絵

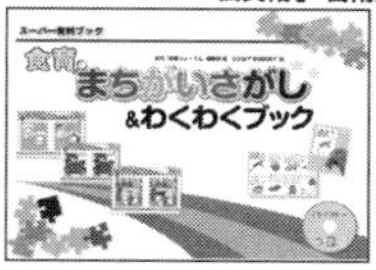

新刊
B5判
74ページ
本体2,000円

「絵のまちがいが食育のまちがい!?」。クイズやパズルをといたり、ミニブックの製作・書き込みなどを通して子どもたちの主体的な食への関わりを生み出す資料集。食育をよりアクティブに、さらに楽しく!

たのしい食事 つながる食育 活用ブック
CD-ROM付き
月刊「食育フォーラム」編集部 編

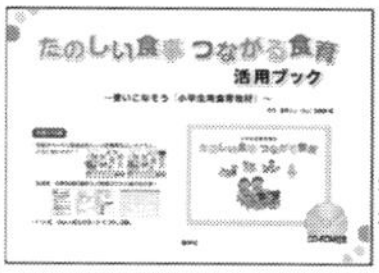

新刊
A4横判
72ページ
本体 1,800円

文部科学省小学生用食育教材を待望の書籍化。児童用と指導者用ページを見開きでレイアウトし、さらに使いやすくなっています。活用資料、PDF・WordデータもCD-ROMに収録しました!

食育パワーアップ掲示板 ③人の巻
CD-ROM付き
「食育フォーラム」編集部編

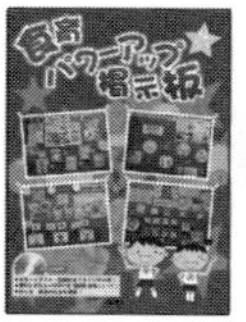

立ち読み
B5判 80ページ
本体2,000円

子どもたちの興味・関心を引き、食育教材としても役立つ掲示資料を紹介します。カラーイラストと型紙データ、便利なポスターPDFを収録したCD-ROM付き。人の巻は「あっぱれ!日本食」などを収録。

ふなばし発 手作り食育グッズ!
ハートに伝える食育教材
～作り方から伝え方まで～
板良敷 信子
大久保 仁美 著
帝京科学大学教授
上田 玲子 監修

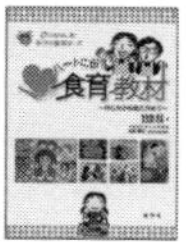

立ち読み
B5判 176ページ
本体1,800円

好評連載を単行本化。アイデア教材の作り方から使い方、伝え方まで伝授。手作りの温もり教材で伝える食育実践集。掲載型紙・紙芝居がDL可。

行動科学に基づいた食育紙芝居
にがてなたべものにチャレンジ!!
安部景奈 作/絵
赤松利恵 監修
お茶の水女子大学大学院
人間文化創成科学研究科
栄養教育学研究室

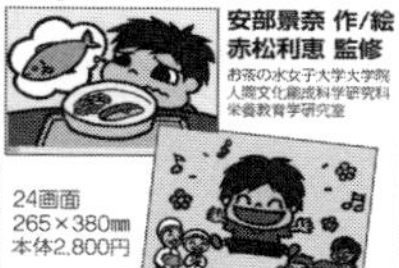

24画面
265×380㎜
本体2,800円

苦手な食べ物も工夫をしてチャレンジしてみることで「いいこと」に気づいていきます。1日4枚×5日間の指導でクラスが変わる!

かんたん工作 すぐに使える!
子ども体重チェッカー
村田光範 監修
大谷八峯 考案

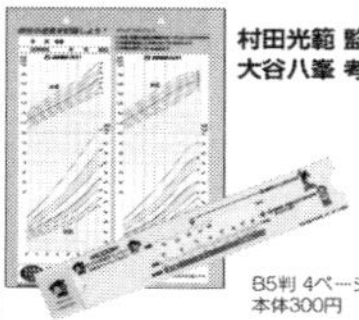

B5判 4ページ
本体300円

成長曲線と肥満度チェッカーで育ちゆく体への関心を高めます。肥満の出やすい10歳前後の子どもの健康づくりに。副教材にも便利。

学校における食育の評価 実践ワークブック
(一社)日本健康教育学会 栄養教育研究会編

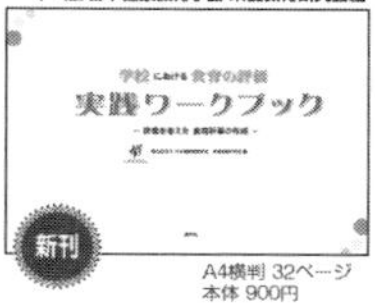

新刊
A4横判 32ページ
本体 900円

食育の推進のためには、その効果をきちんと理解できるように評価を示していく必要があります。新時代食育の実践ガイドブック。

イブに生まれて
こんなに違う女の医療と男の医療
マリアン・レガト著
下村満子監訳
山田睦子訳

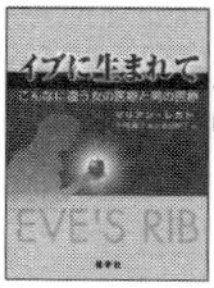

A5判 256ページ
本体2,000円

「アダムには効いて、イブには効かない薬がある!?」全米を震撼させた話題書「Eve's Rib」待望の翻訳。性差医療についての格好のガイドブック。

食品構成表別・手作りレシピ249
おいしい学校給食
日本食育給食推進協議会
元東京都
日野市立東光寺
小学校
学校栄養士
齋藤好江著

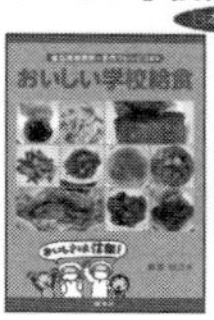

立ち読み
B5判 160ページ
(オールカラー)
本体1,600円

「おいしさは信頼」。学校給食標準食品構成表で、基準量を満たしにくい食品群を中心に手作りのおいしいレシピを厳選しました。

いまこそ知りたい!
食育の授業づくり
国士舘大学教授
文部科学省
「食に関する指導の手引
─第一次改訂版─」
改訂委員会座長
北 俊夫著

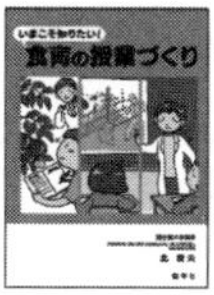

立ち読み
A5判 248ページ
本体1,600円

学校での食育の授業づくりの基礎・基本をわかりやすく、具体的に解説します。なお大学等での教科書採用をご検討の先生には見本をお送りいたします。

食育クイズ王
～あなたも食べ物博士～
「食育フォーラム」編集部編

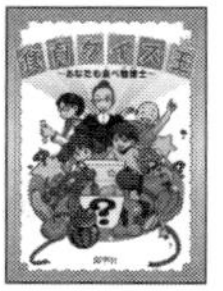

立ち読み
電子版
A5判 104ページ
本体1,000円

月ごとに食育クイズが「教養・文化」「サイエンス」「なぞなぞ」の食育三賢人から出題されます。

なにわ発!なるほどなっとく楽しい実践!
おもしろ食育教材
日本栄養改善学会推薦
大阪市
栄養教職員
研究会著

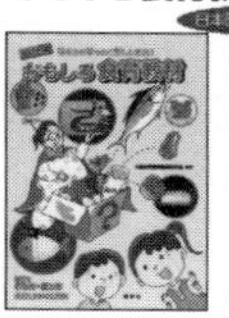

立ち読み
電子版
B5判 112ページ
本体1,800円

現場の先生方が、腕によりをかけて作った食育教材の作り方・使い方が盛りだくさん。

野菜パワー
B5判 120ページ
本体 各1,200円
本橋登著
野崎洋光
レシピ考案

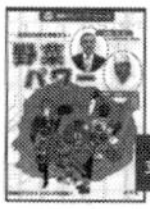

立ち読み

さかなパワー
成瀬宇平著
野崎洋光
レシピ考案

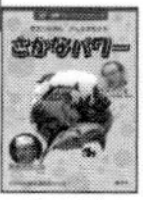

健康効果を解説しレシピ、調理のポイントや食材の由来、豆知識も紹介。「給食だより」のヒントに

それいけ!
子どものスポーツ栄養学
矢口友理著

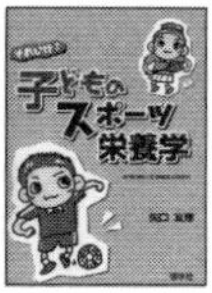

立ち読み
A5判 160ページ
本体1,500円

スポーツをする子どもたちのために、その大きな目標に向かうための食生活のあり方を、丁寧に説いていきます。

食べ物のふるさと
～食育クイズに挑戦しよう!～
加佐原明美著

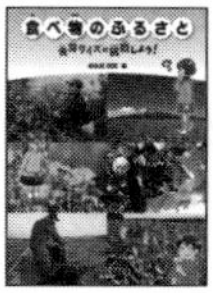

立ち読み
電子版
B5判 64ページ
本体1,200円

食べ物の生産地を訪ねて、食べ物の由来や旬のおいしさ、健康効果などをクイズで楽しく学びます。

野菜ふしぎ図鑑 野菜ふしぎ図鑑 第2集
稲垣栄洋著

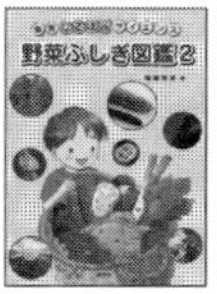

立ち読み
B5判 64ページ
本体各1,200円

植物としての野菜、そして人間の暮らしと深くかかわってきた野菜の“ふしぎ”を子どもたちに!

食育うんちく事典
「さかな」と「うお」の違いはなに?
大塚滋著
日本食生活文化財団理事長

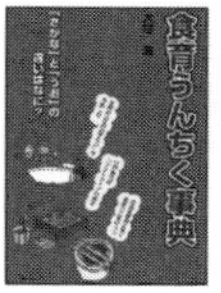

立ち読み
電子版
四六判 184ページ
本体1,400円

長寿国世界一になった理由は…。古代から現代にわたる食と健康についての文化的、科学的な知恵の“うんちく”を集めました。

食生活の知恵の宝庫
ことわざ栄養学
辻啓介著

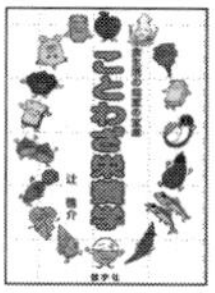

立ち読み
電子版
四六判 200ページ
本体1,400円

人類の知の宝石箱のような数あることわざを通して、食品の特性や食生活の知恵を学びとることができます。

ふりがな:
お名前:
ご勤務先:
お届け先 〒　　　－　　　　　　(自宅・勤務先)

☎　　－　　－　　FAX　　－　　－

申込日　　年　　月　　日　お支払い: 自費・公費

※書籍は冊数にかかわらず、弊社に直接注文の場合、発送1回に400円の送料を別途ご請求。4,000円(税含まず)以上は送料を弊社負担。

注文書籍名 (FAX 03-3262-2615 健学社)※別途消費税が加算されます。

注文書籍名	冊数
	冊
	冊
	冊

通信欄

www.kengaku.com

株式会社 健学社 〒102-0071 東京都千代田区富士見 1-5-8 大新京ビル TEL 03-3222-0557 FAX 03-3262-2615 振替 00110-1-12622

【著者】
林 典子（はやし のりこ）
学校法人ソニー学園 湘北短期大学生活プロデュース学科講師、
独立行政法人 国立病院機構相模原病院臨床研究センター特別研究員。
茨城県生まれ、大阪府、山口県、東京都で育つ。1991年上智大学経済学部経済学科卒業。出版社勤務を経て、東京栄養食糧専門学校栄養士科に入学、2006年卒業。同年4月より国立病院機構相模原病院臨床研究センターアレルギー性疾患研究部に勤務。2009年管理栄養士免許取得。2013年日本女子大学大学院家政学研究科食物・栄養学専攻入学。2016年修士号（家政学）取得。2016年4月より現職。
著書に『子供が喜ぶ食物アレルギーレシピ100』（栄養監修・成美堂出版）、『厚生労働科学研究班による食物アレルギーの栄養指導の手引き』（2011年、2017年版 共著）、『食物アレルギーの栄養指導』（共編・医歯薬出版）、『食物アレルギーのつきあい方と安心レシピ』（栄養監修・ナツメ社）など。

※本書は『月刊 食育フォーラム』（健学社刊）に掲載された連載「林先生に聞く学校給食のための食物アレルギー対応」（2014年5月号～2017年3月号）をもとに、内容などを見直し、加筆・修正して再構成したものです。

編集　吉田賢一
デザイン　植木ななせ
さし絵　山本さとこ

林先生に聞く
学校給食のための食物アレルギー対応

健学社 KENGAKUSHA

2018年2月20日　初版第1刷発行

編　者　林 典子
発行者　細井裕美
発行所　株式会社 健学社
〒102-0071 千代田区富士見1-5-8 大新京ビル
TEL (03) 3222-0557　FAX (03) 3262-2615
URL:http//www.kengaku.com
印　刷　シナノ印刷株式会社

2018 Printed in Japan

ISBN:978-4-7797-0455-0　C2047　NDC 490　208p ×148mm